D1728638

REVOLU

Révolu SAS, 91 rue du Faubourg-Saint-Honoré, 75008 Paris cedex, France

© 2023 Révolu. All rights reserved.

Le Code de la propriété intellectuelle interdit les copies ou reproductions destinées à une utilisation collective. Toute représentation ou reproduction intégrale ou partielle faite par quelque procédé que ce soit, sans le consentement de l'auteur ou de ses ayants droit ou ayants cause, est illicite et constitue une contrefaçon sanctionnée par les articles L335-2 et suivants du Code de la propriété intellectuelle.

Nathalie Hardy

Bien vieillir sans effort

*Les astuces naturelles des
centenaires autonomes*

Bien vieillir sans effort

INTRODUCTION

«La vieillesse est un naufrage», déclarait le Général de Gaulle dans ses mémoires. Cette citation frappe par son réalisme cru. Elle évoque l'inexorable déclin qui guette chacun d'entre nous. La vieillesse, dernière étape de la vie, s'accompagne en effet trop souvent d'un cortège de maladies et de limitations fonctionnelles.

D'un point de vue biologique, le vieillissement se caractérise par une dégradation progressive des cellules et des organes. Les fonctions physiologiques déclinent lentement mais sûrement. Les rides apparaissent, les articulations craquent, la mémoire flanche. Ce processus naturel semble inéluctable, inscrit dans nos gènes depuis la nuit des temps.

Pourtant, force est de constater que nous ne sommes pas égaux face au vieillissement. Certains semblent traverser les décennies sans encombre, conservant leur vitalité et leur esprit affûté jusqu'à un âge avancé. D'autres, au contraire, voient leur santé et leur autonomie se dégrader précocement, succombant à de multiples affections chroniques.

Cette variabilité interpelle. Elle suggère que le vieillissement n'est pas qu'une fatalité génétique. Notre environnement et notre mode de vie jouent indéniablement un rôle clé. L'alimentation, l'activité physique, la stimulation cognitive, les interactions sociales sont autant de facteurs qui modulent le processus du vieillissement. Dès lors, une question s'impose : pouvons-nous agir pour «bien vieillir» ?

C'est tout l'enjeu de ce livre. Son ambition est de fournir des clés pour préserver sa santé et son autonomie le plus longtemps possible. De décrypter les mécanismes complexes du vieillissement. De distinguer les effets normaux de l'avancée en âge des maladies qui peuvent l'accompagner.

Au fil des pages, nous explorerons les différentes facettes du vieillissement pathologique. Maladies cardiovasculaires, troubles musculo-squelettiques, déclin cognitif, perte sensorielle... Autant d'affections qui peuvent ternir les dernières décennies de vie, mais que l'on peut prévenir ou retarder par des mesures adaptées.

Car c'est bien là l'essence de ce livre : montrer qu'il est possible d'agir à tout âge pour préserver son capital santé. L'activité physique, l'alimentation, l'entretien des fonctions cognitives, le lien social seront décortiqués comme autant de piliers d'un vieillissement réussi. L'objectif n'est pas de promettre une éternelle jeunesse, mais de donner des outils concrets pour vivre mieux et plus longtemps.

Loin des discours simplistes et des formules miracles, cet ouvrage s'ancre dans les données scientifiques les plus récentes. Il se veut accessible et pratique, sans sacrifier à la rigueur. Au travers d'explications claires, d'exemples parlants et de conseils applicables au quotidien, il ambitionne d'aider chacun à devenir acteur de son vieillissement.

Car in fine, bien vieillir est affaire de responsabilité individuelle, mais aussi collective. C'est un enjeu de santé publique majeur à l'heure où nos sociétés occidentales connaissent un vieillissement sans précédent de leur population. En France, les plus de 60 ans représenteront un tiers de la population en 2060, contre un quart aujourd'hui. Prévenir la dépendance et améliorer la qualité de vie des âgés n'est pas qu'un défi médical, c'est une nécessité économique et un impératif éthique.

«Prévenir et soulager les maladies liées à l'âge» est un livre à la fois riche et accessible, qui éclaire le processus intime du vieillissement. Puisant aux meilleures sources scientifiques, il offre des clés concrètes pour vivre mieux et plus longtemps. Un livre essentiel pour ceux qui veulent garder la main sur leur santé et écrire la dernière page de leur histoire de vie.

Bien vieillir sans effort

COMPRENDRE LE VIEILLISSEMENT

Bien vieillir sans effort

LES PROCESSUS BIOLOGIQUES
DU VIEILLISSEMENT

Le vieillissement, processus naturel et inéluctable, trouve sa source au cœur même de nos cellules. Comprendre les rouages intimes de cette dégradation progressive est essentiel pour appréhender les maladies liées à l'âge et les stratégies de prévention.

Imaginez votre corps comme une ville fourmillante d'activité. Les bâtiments sont vos cellules, unités de base de tout tissu vivant. Au cœur de chaque cellule trône le noyau, véritable maire de la ville, qui abrite le précieux génome, plan directeur de toutes les activités cellulaires. Les mitochondries sont les centrales énergétiques qui alimentent la cité en carburant vital. Tout semble tourner comme une horloge bien huilée.

Mais voilà qu'avec le temps, de subtils dysfonctionnements s'immiscent dans cette mécanique jusque-là parfaite. Le processus de vieillissement cellulaire s'enclenche, imperceptiblement d'abord, puis de façon plus marquée.

Un des premiers signes de ce déclin est le raccourcissement des télomères. Ces petits capuchons protecteurs à l'extrémité de nos chromosomes, telles des aiguilletttes au bout de nos lacets, se rognent à chaque division cellulaire. Lorsqu'ils atteignent une taille critique, la cellule perd sa capacité à se diviser : c'est la sénescence cellulaire. Ces cellules sénescentes s'accumulent dans les tissus, tel un personnel vieillissant et moins efficace, et secrètent des substances inflammatoires délétères.

En parallèle, les mitochondries, centrales énergétiques de la cellule, perdent de leur superbe. Elles produisent moins d'énergie et génèrent davantage de radicaux libres, molécules instables qui oxydent et endommagent les composants cellulaires, à l'image de la rouille attaquant une carrosserie. C'est le fameux stress oxydatif, impliqué dans de nombreuses maladies liées à l'âge.

Les protéines, ouvrières de la cellule, sont elles aussi touchées par le temps. Certaines se dénaturent et s'agglutinent, formant des amas toxiques. D'autres, mal repliées, ne remplissent plus leur fonction. La machinerie cellulaire s'enraye peu à peu.

Au niveau génétique, des erreurs s'accumulent au fil des divisions cellulaires. Des mutations s'introduisent dans notre ADN, fragilisant le génome. Certains gènes protecteurs, véritables gardiens de l'intégrité cellulaire, voient leur activité décliner. C'est le cas des gènes suppresseurs de tumeurs, qui perdent en efficacité, ouvrant la voie au développement de cancers.

Tous ces dysfonctionnements cellulaires, en s'accumulant avec le temps, conduisent au vieillissement de nos organes et de notre organisme tout entier. Notre peau se ride et perd en élasticité, nos muscles fondent, nos articulations s'usent, notre cerveau s'érode. C'est le tribut inéluctable du passage du temps.

Mais ce déclin n'a rien d'un processus linéaire et uniforme. Il existe une grande variabilité interindividuelle dans la vitesse et l'ampleur du vieillissement. Certains semblent défier le temps, quand d'autres en subissent précocement les outrages.

Des facteurs génétiques, inscrits dans notre ADN, expliquent en partie ces différences. Certains variants génétiques prédisposent à un vieillissement accéléré et à certaines maladies liées à l'âge. Mais ils ne sont pas seuls en cause. Notre environnement et notre mode de vie jouent un rôle crucial, interagissant de façon subtile avec notre fond génétique.

Ainsi, le vieillissement apparaît comme un processus multifactoriel et éminemment complexe. Une danse intime entre notre héritage génétique et notre parcours de vie, qui façonne le visage unique de notre vieillesse.

La science a fait d'immenses progrès dans la compréhension des mécanismes du vieillissement.

Mais il reste encore bien des mystères à percer. Peut-on ralentir, voire inverser le processus ? Jusqu'où repousser les limites de la longévité humaine ? Les enjeux sont immenses, tant sur le plan médical qu'éthique et sociétal.

Car au-delà de la quête d'immortalité, vieux rêve de l'humanité, c'est bien la question du «bien vieillir» qui se pose. Comment préserver sa santé, son autonomie, sa joie de vivre le plus longtemps possible ? Comment faire de la vieillesse une étape de vie épanouissante et riche de sens, plutôt qu'un lent naufrage ?

Les clés sont à chercher au cœur même de nos cellules, mais aussi dans notre façon de vivre et de penser notre rapport au temps. Le vieillissement est inscrit dans nos gènes, mais nous avons le pouvoir d'en influencer le cours. Un beau défi pour la science et pour chacun d'entre nous.

Les astuces naturelles des centenaires autonomes

Bien vieillir sans effort

L'IMPACT DE
L'ENVIRONNEMENT ET
DU MODE DE VIE

Jean, 75 ans, se considérait comme un homme solide. Ancien ouvrier du bâtiment, il avait passé sa vie sur les chantiers, bravant les intempéries et soulevant des charges lourdes. Une vie de labeur qui avait forgé son corps et son caractère. Pourtant, depuis quelques années, Jean sentait son souffle se raccourcir, ses articulations se raidir. Les escaliers devenaient une épreuve, les promenades un souvenir. Son médecin lui avait diagnostiqué une bronchopneumopathie chronique obstructive (BPCO), conséquence directe de ses 40 années de tabagisme intensif. Jean réalisait amèrement que ses choix de vie lui coûtaient aujourd'hui sa santé et son autonomie.

À l'autre bout de la ville, Suzanne, 80 ans, arpentait d'un pas alerte les allées du parc. Ancienne danseuse, elle avait fait de l'activité physique son alliée de toujours. Yoga, natation, marche : pas un jour sans bouger. Une hygiène de vie irréprochable, accompagnée d'une alimentation saine et équilibrée, riche en fruits, légumes et poisson. À 80 ans, Suzanne ne prenait aucun médicament et jouissait d'une santé éclatante. Son secret ? Une vie placée sous le signe de la prévention et du bien-être.

Ces deux histoires illustrent à quel point notre environnement et notre mode de vie façonnent notre santé, particulièrement au cours du vieillissement. Car si notre bagage génétique influence indéniablement notre façon de vieillir, il n'en est pas le seul déterminant. De nombreux facteurs externes, modifiables pour la plupart, entrent en jeu.

En tête de liste, le tabagisme apparaît comme un accélérateur puissant du vieillissement. Les fumeurs présentent un risque accru de maladies cardiovasculaires, de cancers, de maladies respiratoires, de démence. Concrètement, un fumeur régulier a une espérance de vie réduite de 10 ans par rapport à un non-fumeur. Chaque bouffée de cigarette est un pas vers un vieillissement prématuré.

L'activité physique, ou son absence, est un autre facteur clé. La sédentarité, véritable fléau des sociétés modernes, est associée à un cortège de maladies chroniques : obésité, diabète, maladies cardiovasculaires, ostéoporose, déclin cognitif. À l'inverse, une activité physique régulière est un élixir de jeunesse.

Elle préserve la masse musculaire, la densité osseuse, les capacités cardio-respiratoires. Elle réduit le risque de démence de 30%. Bouger, c'est le meilleur investissement santé pour bien vieillir.

L'alimentation joue elle aussi un rôle crucial. Un régime déséquilibré, riche en graisses saturées, en sucres raffinés et en sel, favorise l'obésité, le diabète, l'hypertension, autant de facteurs qui accélèrent le vieillissement vasculaire et cognitif. À l'inverse, une alimentation de type méditerranéen, riche en fruits, légumes, poisson et huile d'olive, est associée à une longévité accrue et un moindre risque de maladie d'Alzheimer. Dis-moi ce que tu manges, je te dirai comment tu vieillis.

Le stress chronique est un autre ennemi du vieillissement réussi. Par ses effets délétères sur le système immunitaire, le système cardiovasculaire et le cerveau, il favorise l'émergence de pathologies liées à l'âge. Une étude saisissante a montré que les personnes stressées présentaient un vieillissement cellulaire accéléré, avec des télomères plus courts équivalant à 10 années de vieillissement supplémentaire. Apprendre à gérer son stress, c'est gagner des années de vie en bonne santé.

Les interactions sociales, souvent négligées, sont pourtant un déterminant puissant du bien vieillir. L'isolement social est associé à un risque accru de déclin cognitif, de dépression, de maladies cardiovasculaires. À l'inverse, une vie sociale riche et épanouissante agit comme un bouclier contre les affres de l'âge. Les personnes socialement intégrées ont un risque de démence réduit de 40%. Cultiver ses amitiés, c'est entretenir sa santé.

Enfin, le niveau d'éducation et le statut socio-économique influencent grandement la façon dont nous vieillissons. Les personnes moins éduquées et moins favorisées présentent un risque accru de maladies chroniques et de dépendance. Un écart d'espérance de vie sans incapacité de 10 ans existe entre les plus aisés et les plus modestes. Ces inégalités sociales de santé dans le vieillissement interpellent notre responsabilité collective.

Ainsi, notre façon de vieillir est le reflet de notre parcours de vie, tissé d'une multitude de choix individuels et de déterminants sociaux. Chaque cigarette non fumée, chaque pas effectué, chaque repas équilibré, chaque lien social cultivé est un investissement pour un vieillissement réussi.

Bien sûr, il n'est jamais trop tard pour adopter des comportements favorables à la santé. Arrêter de fumer, même à 60 ans, c'est gagner des années de vie. Commencer une activité physique, même à 80 ans, c'est améliorer ses capacités cognitives et réduire son risque de chute. Les bénéfices sont réels à tout âge.

Mais on ne peut s'empêcher de penser, avec une pointe d'ironie, à ces mauvaises habitudes que nous traînons parfois comme un boulet. Ce petit verre d'alcool quotidien, ces escalators systématiquement empruntés, ces kilos en trop jamais perdus. Autant de petits riens qui, mis bout à bout, ternissent imperceptiblement notre vieillesse.

L'enjeu est donc bien de promouvoir, tout au long de la vie, des comportements favorables à un vieillissement réussi. D'éduquer, de sensibiliser, de donner à chacun les moyens de devenir acteur de sa santé. C'est tout le sens des politiques de prévention du bien vieillir, qui doivent s'adresser à tous, sans distinction d'âge ou de condition sociale.

Car in fine, bien vieillir n'est pas qu'une question de chance ou de gènes. C'est aussi et surtout une question de choix, individuels et collectifs. À nous de faire en sorte que chaque jour compte pour ajouter de la vie aux années, et pas seulement des années à la vie.

VIEILLISSEMENT NORMAL
VS PATHOLOGIQUE

Vieillir. Ce mot résonne différemment à chaque oreille. Pour certains, il évoque la sagesse, l'expérience, la sérénité d'une vie accomplie. Pour d'autres, il fait surgir le spectre de la maladie, de la dépendance, de la déchéance. Entre ces deux extrêmes, il y a tout l'espace du vieillissement normal. Ce processus naturel et inéluctable qui nous change sans nous dénaturer. Cette lente métamorphose qui fait de nous des versions mûries de nous-mêmes.

Dans «L'Homme sans qualités», Robert Musil dresse un portrait saisissant de ce vieillissement normal : «On ne devient pas vieux pour avoir vécu un certain nombre d'années ; on devient vieux parce qu'on a déserté son idéal. Les années rident la peau ; renoncer à son idéal ride l'âme.» Ces mots résonnent comme une invitation à embrasser les changements de l'âge sans perdre son élan vital.

Car le vieillissement normal est cette subtile alchimie qui transforme nos corps et nos esprits sans les altérer. Les cheveux blanchissent, les rides se creusent, les articulations craquent un peu plus. Mais la flamme intérieure, elle, continue de brûler, inaltérée.

Sur le plan physique, le vieillissement normal se caractérise par une série de changements progressifs et prévisibles. La peau perd en élasticité, le tissu musculaire s'amenuise, la densité osseuse diminue. Les sens s'émoussent légèrement : la vue baisse, l'ouïe devient moins fine. Le sommeil se fragmente et s'allège. Autant de petites modifications qui ne sont pas des maladies, mais les marques normales du temps qui passe.

Sur le plan cognitif, un certain déclin est également normal avec l'avancée en âge. La mémoire immédiate et la rapidité de traitement de l'information peuvent diminuer légèrement. Retrouver un mot, un nom, prend parfois un peu plus de temps. Mais l'intelligence, la mémoire des souvenirs anciens, le jugement, eux, restent intacts. Comme le dit joliment le neuropsychologue Sven Boccara, «on peut avoir des cheveux blancs dans la tête sans pour autant avoir une tête blanche».

Il est essentiel de distinguer ces changements normaux des signes d'alerte qui doivent amener à consulter. Une fatigue intense et persistante, des douleurs importantes, un essoufflement rapide, une perte de poids inexpliquée, des troubles de mémoire qui impactent la vie quotidienne : autant de symptômes qui peuvent évoquer une maladie sous-jacente et nécessitent un avis médical.

Pour mieux comprendre cette distinction, rien ne vaut un exemple concret. Prenons la mémoire, cette grande source d'inquiétude avec l'avancée en âge. Il est normal d'avoir plus de mal à mémoriser une liste de courses ou un numéro de téléphone. Mais oublier un rendez-vous important, ne plus se souvenir d'un trajet familier ou répéter plusieurs fois la même question, cela doit alerter. De même, avoir moins d'endurance à la marche est normal avec l'âge. Mais une douleur dans la poitrine à l'effort peut évoquer un problème cardiaque et doit être exploré.

Chaque individu vieillit à sa manière, à son rythme, selon son histoire de vie et son patrimoine génétique. Certains gardent une énergie et une vivacité d'esprit étonnantes à 90 ans. D'autres semblent porter le poids des années de façon prématurée.

L'essentiel est d'être à l'écoute de son corps, de ne pas banaliser des symptômes inhabituels ou persistants. Car la frontière entre le normal et le pathologique est parfois ténue. Et un trouble détecté tôt est souvent un trouble qui se soigne mieux.

Mais il est tout aussi crucial de ne pas pathologiser le vieillissement normal. De ne pas voir la maladie partout, de ne pas céder à l'âgisme qui voudrait que vieillir soit en soi un problème. Le vieillissement n'est pas une maladie, c'est une étape de vie avec ses défis et ses opportunités.

Vieillir normalement, c'est continuer à vivre pleinement, en composant avec les changements de son corps et de son esprit. C'est adapter ses activités sans renoncer à ses passions. C'est accepter le fil des ans avec bienveillance et curiosité.

La clé, c'est de mettre en place des stratégies pour accompagner au mieux son vieillissement. De bouger régulièrement pour entretenir sa santé physique et cognitive. De manger équilibré pour préserver son capital santé. De cultiver son jardin social pour nourrir son bien-être émotionnel. De stimuler sa curiosité, sa créativité, pour garder un esprit vif et engagé.

Car in fine, bien vieillir n'est pas une question d'âge, mais d'état d'esprit. C'est un art de vivre qui se cultive jour après jour, à tout âge. Avec la conviction que les plus belles années sont celles que l'on décide de vivre pleinement, dans l'acceptation sereine des changements de l'âge.

Comme le dit avec sagesse l'écrivain Hermann Hesse, «vieillir, c'est passer de la passion à la compassion». Un beau programme pour faire de son vieillissement non pas un naufrage, mais une aventure. Un voyage intérieur riche en découvertes et en partages. Une nouvelle saison de la vie à embrasser avec confiance et sérénité.

Les astuces naturelles des centenaires autonomes

LES PATHOLOGIES LIÉES À L'ÂGE

LES MALADIES CAR-
DIOVASCULAIRES

Le cœur, cet infatigable muscle qui bat la mesure de nos vies. Les artères, ces autoroutes qui acheminent le précieux carburant à chaque recoin de notre corps. Ensemble, ils forment un système d'une ingénieuse complexité, véritable chef-d'œuvre de l'évolution. Mais avec l'âge, ce délicat mécanisme peut se gripper, s'enrayer, jusqu'à mettre en péril l'équilibre de tout l'organisme. Les maladies cardiovasculaires, ces troubles sournois qui s'immiscent dans les rouages de notre machine interne.

Fléau des temps modernes, pandémie silencieuse, les maladies cardiovasculaires sont la première cause de mortalité mondiale. Elles emportent chaque année 17,9 millions de vies, soit 31% de tous les décès. Un tribut terrifiant qui ne cesse de s'alourdir avec le vieillissement de la population. Car l'âge est le premier facteur de risque de ces affections. Passé

65 ans, près d'un homme sur trois et une femme sur quatre souffrent d'une maladie cardiovasculaire.

Mais derrière ces chiffres abstraits se cachent des réalités bien tangibles. Des vies bouleversées, des projets brisés, des familles endeuillées. Ces maladies frappent souvent sans prévenir, fauchant des destins en plein vol. Nul n'est à l'abri, pas même les plus grands de ce monde.

L'ancien président américain Dwight D. Eisenhower en fit la cruelle expérience. Lui, le héros de la Seconde Guerre mondiale, le commandant suprême des forces alliées, terrassé par une crise cardiaque à 64 ans, en plein mandat présidentiel. S'il y survécut, non sans mal, il ne put empêcher l'inexorable déclin de sa santé, ponctué d'autres accidents cardiaques. Ironie du sort pour ce militaire féru de sport, qui parsemait ses discours de références au golf et au baseball.

Mais qu'entend-on exactement par maladies cardiovasculaires ? Derrière ce terme générique se cache en réalité une constellation d'affections touchant le cœur et les vaisseaux sanguins.

L'athérosclérose en est souvent le dénominateur commun. Ce processus délétère par lequel les artères s'encrassent et se rigidifient, rétrécissant dangereusement le passage du flux sanguin. Sur les parois de ces vaisseaux se forment des plaques de graisses, d'abord moelleuses et insignifiantes. Mais avec le temps, elles durcissent, s'épaississent, jusqu'à obstruer complètement l'artère. C'est la porte ouverte à toutes les complications.

Quand l'athérosclérose touche les artères coronaires, ces vaisseaux nourriciers du muscle cardiaque, c'est l'infarctus du myocarde qui guette. Privé d'oxygène, le cœur suffoque, se contracte anarchiquement. Une course contre la montre s'engage alors pour déboucher l'artère et sauver le précieux muscle. Chaque minute compte, chaque seconde est une victoire arrachée à la mort.

L'athérosclérose n'épargne pas les artères cérébrales, ces tuyaux qui irriguent notre matière grise. Quand l'un d'eux se bouche, c'est l'accident vasculaire cérébral (AVC) qui frappe, nécrosant une partie du cerveau. S'ensuit souvent un long et difficile chemin de rééducation pour réapprendre les gestes les plus simples. Parler, marcher, manger, autant de défis du quotidien pour ces miraculés qui ont vu la mort de près.

L'artérite des membres inférieurs, autre conséquence sournoise de l'athérosclérose. Quand les jambes, privées d'un afflux sanguin suffisant, se mettent à faire des caprices. D'abord par une douleur à la marche, innocente en apparence. Puis par des plaies qui ne guérissent plus, une peau qui se nécrose doucement. Jusqu'à l'amputation parfois, ultime recours pour sauver ce qui peut l'être encore.

Mais les maladies cardiovasculaires ne se résument pas à l'athérosclérose et ses méfaits. Il y a aussi ces pathologies qui attaquent directement le muscle cardiaque, l'affaiblissant jusqu'à la défaillance.

L'insuffisance cardiaque, ce mal pernicieux qui essoufflent le cœur. Incapable de pomper efficacement le sang, il peine, il s'épuise à la tâche. Les poumons s'engorgent, les jambes enflent, le moindre effort devient un calvaire. Une vie au ralenti, rythmée par les médicaments et la peur de la prochaine crise.

Les troubles du rythme cardiaque, ces courts-circuits électriques qui affolent la cadence. Tachycardie, fibrillation auriculaire, autant de noms barbares pour décrire ces embardées incontrôlées. Le cœur s'emporte, s'essouffle, jusqu'à l'épuisement parfois. Alors il faut apprivoiser ce métronome capricieux, à coup de médicaments ou de défibrillateur.

Face à ces maladies aux multiples visages, la prévention est plus que jamais un maître-mot. Car bien souvent, c'est toute une vie de mauvaises habitudes qui finit par présenter l'addition. Le tabac, l'alcool, la sédentarité, autant de facteurs de risque qui fragilisent nos artères année après année.

Arrêter de fumer, bouger plus, manger équilibré : ces conseils de bon sens sont les piliers d'une bonne santé cardiovasculaire. Mais ils sont parfois plus faciles à dire qu'à faire. Il faut de la détermination, de la persévérance pour changer le cours d'une vie. C'est un combat de chaque jour, une victoire à remporter sur soi-même.

Mais les efforts en valent la chandelle. Car derrière les statistiques froides et les noms savants, il y a des vies à sauver, des sourires à préserver. Chaque battement de cœur gagné sur la maladie est une promesse d'avenir, un pas de plus sur le chemin d'une vieillesse épanouie.

Alors oui, les maladies cardiovasculaires sont une ombre au tableau du vieillissement. Mais elles ne doivent pas nous faire oublier la lumière. Cette lumière qui brille dans les yeux d'un grand-père qui voit grandir ses petits-enfants. Cette lumière qui nimbe un couple de nonagénaires se tenant par la main. Cette lumière qui dit que la vie, malgré les épreuves, vaut toujours la peine d'être vécue pleinement.

Car au crépuscule de l'existence, ce ne sont pas les années qui comptent, mais la façon dont on les a vécues. Avec le cœur, toujours. Un cœur qui bat, qui aime, qui espère. Un cœur qui donne le tempo d'une vie riche de sens et d'émotions.

Alors oui, prenons soin de ce précieux organe. Choyons-le, écoutons-le, préservons-le. Mais n'oublions jamais de le faire vibrer au rythme de nos passions et de nos envies. Car c'est cela, au fond, le secret d'un cœur qui reste jeune à tout âge : un cœur qui bat à l'unisson de l'âme, dans une douce mélodie de vie et d'espoir.

LES TROUBLES MUSCU-
LO-SQUELETTIQUES

Notre corps, cette mécanique merveilleuse qui nous porte depuis nos premiers pas. Un enchevêtrement de muscles, d'os, de tendons, qui jouent une symphonie d'une complexité redoutable. Chaque mouvement, même le plus infime, est un petit miracle d'ingénierie biologique. Un pas de danse millimétré, orchestré par notre système musculo-squelettique.

Mais les années passant, cette partition bien rodée peut se détraquer. Les rouages s'usent, les articulations grincent, les muscles faiblissent. Arthrose, ostéoporose, sarcopénie, ces maux aux noms barbares deviennent les compagnons inopportuns de notre vieillesse. Des invités indésirables qui s'installent, sournoisement, dans le confort douillet de nos corps autrefois vigoureux.

L'arthrose, cette usure prématurée du cartilage qui protège nos articulations. Tel un pare-chocs amorti par les années, il s'effrite, se fissure, jusqu'à laisser les os se frotter douloureusement. Genoux qui craquent, hanches qui élancent, doigts qui se nouent, l'arthrose fait de nos gestes quotidiens un parcours du combattant. Un crissement lancinant qui nous rappelle, à chaque mouvement, notre condition de mortel.

L'ostéoporose, ce voleur de densité osseuse qui fragilise notre squelette. Telle une termitière rongée de l'intérieur, nos os se creusent, se perforent, jusqu'à devenir aussi fragiles que du verre. Un faux mouvement, une chute anodine, et c'est la fracture, brutale, inattendue. Un corps qui se brise comme une brindille, nous rappelant cruellement notre vulnérabilité.

La sarcopénie, cette fonte inexorable de notre masse musculaire. Tel un élastique qui se détend, nos muscles s'amollissent, s'atrophient, perdant de leur force et de leur tonicité. Monter un escalier devient une épreuve, porter ses courses un exploit. Nos bras et nos jambes, autrefois fiers et vigoureux, semblent fondre comme neige au soleil, nous laissant démunis face aux tâches les plus banales.

Mais ces maux ne sont pas une fatalité. Notre mode de vie, notre alimentation, notre activité physique sont autant d'armes pour les tenir à distance. Des gestes simples, des habitudes saines, qui peuvent faire toute la différence sur le long terme.

Certaines cultures semblent avoir trouvé la recette d'une vieillesse en forme. Au Japon, le principe du «hara hachi bu», qui consiste à s'arrêter de manger avant d'être rassasié, contribue à maintenir un poids optimal et à préserver la santé des articulations. La pratique régulière du tai-chi en Chine, cette danse lente et gracieuse, renforce les muscles et l'équilibre, prévenant les chutes et les fractures.

En Inde, le yoga et l'ayurveda prônent une approche holistique de la santé, où le corps et l'esprit sont indissociables. Des postures qui étirent et renforcent les muscles, des massages qui stimulent la circulation, des épices qui réchauffent les articulations, autant de gestes ancestraux pour préserver la souplesse et la vitalité du corps.

Au Mexique, la tradition des «abuelas», ces grand-mères qui règnent en maîtresses sur la cuisine familiale, perpétue une alimentation riche en nutriments essentiels pour la santé osseuse. Haricots, maïs, épinards, autant d'aliments riches en calcium, en magnésium, en vitamine D, les piliers d'un squelette solide.

Ces sagesses venues d'ailleurs nous invitent à repenser notre rapport au corps et au vieillissement. À ne plus voir nos articulations douloureuses, nos os fragilisés, nos muscles fondus comme une fatalité, mais comme un défi à relever, jour après jour.

Car prendre soin de son système musculo-squelettique, c'est investir dans son autonomie future. C'est se donner la chance de profiter pleinement de ces années bonus que la vie nous offre. De pouvoir jouer avec ses petits-enfants, voyager, jardiner, danser, sans que la douleur ne vienne ternir ces moments de joie.

Alors oui, l'arthrose, l'ostéoporose, la sarco-pénie sont des compagnons de route souvent iné-vitables sur le chemin du vieillissement. Mais ils ne doivent pas devenir nos geôliers. À nous de les apprivoiser, de les tenir à distance, pour continuer à écrire notre partition de vie, note après note, mou-vement après mouvement.

C'est cela, au fond, la clé d'une vieillesse épa-nouie : garder son corps en mouvement, malgré les craquements et les grincements. Continuer à le chérir, à le nourrir, à le faire vibrer, comme un ins-trument précieux dont on prend soin.

Car ce corps, même marqué par les années, reste notre plus fidèle compagnon. Celui qui nous a portés, depuis nos premiers pas hésitants jusqu'à nos pas plus lents et mesurés. Celui qui raconte notre histoire, dans chaque ride, chaque cicatrice, chaque articulation nouée.

Alors prenons-en soin, de ce corps qui est nôtre. Offrons-lui l'attention et la douceur qu'il mérite. Pour qu'il continue, jusqu'au bout du chemin, à nous porter vers ces petits et grands bonheurs qui font le sel de notre existence.

Et si parfois la douleur vient nous rappeler notre condition de mortel, accueillons-la comme une vieille amie. Celle qui nous chuchote à l'oreille que la vie est précieuse, dans tous ses craquements et ses grincements. Celle qui nous invite, dans un sourire, à savourer chaque pas, chaque geste, comme un cadeau inestimable.

Les astuces naturelles des centenaires autonomes

LE DÉCLIN COGNITIF
ET LES DÉMENCES

L'esprit, cette fascinante alchimie de pensées, de souvenirs, d'émotions. Cette petite étincelle qui fait de nous des êtres uniques, conscients, vibrants. Cette flamme vacillante qui, avec l'âge, peut perdre de son éclat, de sa vivacité. Le déclin cognitif, cet insidieux compagnon du vieillissement, qui s'immisce dans les méandres de notre cerveau, brouillant peu à peu les contours de notre identité.

Les troubles cognitifs liés à l'âge sont multiples, divers dans leur expression et leur sévérité. Il y a ces oublis bénins, ces trous de mémoire qui parsèment notre quotidien. Un nom qui échappe, un rendez-vous manqué, des clés égarées. Des petits incidents sans conséquence, qui font sourire ou soupirer, témoins d'un cerveau qui prend parfois des chemins de traverse.

Puis il y a ces troubles plus sérieux, qui viennent perturber le cours de la pensée. La maladie d'Alzheimer, celle de Parkinson, les démences vasculaires, autant d'affections qui altèrent progressivement les fonctions cognitives. La mémoire qui s'effrite, le jugement qui s'émousse, le langage qui se délite. Un lent naufrage de l'esprit, qui vient bouleverser l'existence du malade et de ses proches.

La maladie d'Alzheimer est la plus connue, la plus redoutée aussi. Cette affection neurodégénérative qui touche près de 900 000 personnes en France, principalement après 65 ans. Une maladie encore mystérieuse, dont on ne connaît pas précisément les causes. On sait qu'elle est liée à l'accumulation anormale dans le cerveau de deux protéines : le peptide bêta-amyloïde, qui forme des plaques toxiques, et la protéine Tau, qui s'agrège en enchevêtrements néfastes. Ces lésions entraînent progressivement la mort des neurones, altérant irrémédiablement le fonctionnement cérébral.

Les premiers symptômes sont souvent insidieux, presque anodins. Des oublis plus fréquents, des difficultés à trouver ses mots, une désorientation dans le temps et l'espace. Puis, au fil des années, la maladie s'aggrave. La mémoire des faits récents s'estompe, tandis que les souvenirs anciens remontent à la surface. Les gestes du quotidien deviennent un défi, nécessitant aide et surveillance. La personnalité peut aussi changer, avec des moments d'anxiété, de confusion, d'agressivité parfois.

Face à cette maladie dévastatrice, la recherche avance, pas à pas. De nouvelles pistes thérapeutiques émergent, suscitant l'espoir. Des molécules capables de cibler les plaques amyloïdes, de bloquer leur formation. Des vaccins qui stimulent le système immunitaire pour qu'il élimine ces protéines toxiques. Des traitements qui visent à ralentir la propagation de la protéine Tau dans le cerveau. Autant de stratégies innovantes qui pourraient, demain, changer le cours de la maladie.

Mais au-delà des avancées médicales, c'est aussi notre regard sur la démence qui doit évoluer. Trop souvent encore, la maladie d'Alzheimer est synonyme de déchéance, de perte d'humanité. Comme si l'essence de l'être s'effaçait en même temps que les souvenirs. Il est temps de changer de paradigme, de considérer la personne dans sa globalité, avec ses émotions, ses désirs, ses capacités préservées.

Vieillir sans être vieux, c'est aussi apprendre à composer avec ces troubles cognitifs, à les apprivoiser. C'est découvrir qu'une vie riche et sensée est possible, même avec une mémoire qui flanche. Qu'il y a encore de la joie, de la tendresse, de l'émerveillement dans ces yeux qui parfois nous semblent absents. Que la relation, l'instant présent, sont des trésors à chérir, quand le passé devient brumeux et l'avenir incertain.

Les dernières recherches en neurosciences nous invitent à repenser notre conception du vieillissement cérébral. On sait maintenant que le cerveau conserve, tout au long de la vie, une formidable capacité à se remodeler, à créer de nouvelles connexions. Cette neuroplasticité est la clé d'un vieillissement cognitif réussi. En stimulant régulièrement notre cerveau, par des activités nouvelles, variées, nous créons une réserve cognitive qui nous protège du déclin.

L'activité physique, souvent sous-estimée, est aussi un formidable bouclier contre les troubles cognitifs. Le sport agit comme un véritable élixir de jouvence pour le cerveau. Il stimule la croissance de nouveaux neurones, renforce les connexions synaptiques, améliore l'irrigation cérébrale. Une étude récente a même montré que 45 minutes de marche rapide, trois fois par semaine, pouvait augmenter le volume de l'hippocampe, cette région clé pour la mémoire.

Mais vieillir sans être vieux, c'est aussi accepter que notre cerveau change, qu'il fonctionne différemment. C'est apprendre à travailler avec lui, pas contre lui. À s'appuyer sur ses forces, comme la mémoire des souvenirs anciens, souvent préservée. À contourner ses faiblesses, en utilisant des aide-mémoires, des repères, des routines rassurantes. C'est adopter un nouveau rythme, plus lent peut-être, mais pas moins valable.

Ce nouveau rapport à notre cerveau vieillissant est un défi, mais aussi une chance. Celle de découvrir qu'il n'y a pas d'âge pour apprendre, pour s'émerveiller, pour créer. Que la sagesse, l'expérience, la résilience sont les beaux cadeaux d'un esprit qui a traversé les années. Que même vacillante, même fragile, la flamme de notre identité continue de briller, éclairant notre chemin et celui de ceux qui nous entourent.

Alors oui, le déclin cognitif est une réalité du vieillissement, avec laquelle il nous faut composer. Mais il n'est pas une fatalité, et surtout pas une fin en soi. Il est un nouveau chapitre de notre histoire, à écrire avec patience, bienveillance et créativité.

Un chapitre où chaque instant devient précieux, chaque connexion une victoire. Où l'on apprend à dire «je t'aime» avec un regard, à partager un souvenir avec un sourire. Où l'on découvre que vieillir, même avec un esprit qui s'égare parfois, c'est encore et toujours vivre, intensément.

LES TROUBLES SENSORIELS

Sentir la caresse du vent sur sa peau, entendre le chant mélodieux des oiseaux au petit matin, voir le sourire lumineux d'un être cher, savourer le parfum délicat d'une fleur fraîchement éclose... Nos sens, ces portes grandes ouvertes sur le monde, qui nous permettent d'en apprécier toute la beauté, toute la richesse. Mais le temps passant, ces précieuses fenêtres peuvent peu à peu se ternir, se voiler, nous coupant doucement de cette symphonie de sensations qui fait la saveur de notre existence. Les troubles sensoriels, compagnons discrets mais ô combien présents du vieillissement, qui viennent altérer notre rapport au monde, à l'autre.

«C'est comme si le monde devenait peu à peu silencieux, comme si on baissait le volume jour après jour», confie Marie, 78 ans, qui souffre d'une presbyacousie, cette perte progressive de l'audition liée à

l'âge. «Je dois faire répéter sans cesse mes petits-enfants, je perds le fil des conversations dans les repas de famille. C'est épuisant, et tellement frustrant.»

Sa voix se brise, miroir d'une souffrance intime, celle d'un lien qui se distend, d'une communication qui poco a poco s'effrite. Car l'ouïe, sens de l'échange et du partage, est souvent le premier touché par les affres du temps. Telle une mélodie qui s'éloigne, les sons nous parviennent étouffés, distordus, nous isolant peu à peu dans une bulle de silence.

Puis vient le temps où les visages aimés se parent de brume, où les contours du monde se fondent dans un flou artistique. La vue, cette fenêtre magique qui nous permet de décoder l'univers, de nous y ancrer, peut elle aussi être altérée au fil des ans. Dégénérescence maculaire liée à l'âge (DMLA), glaucome, cataracte, autant de maux qui viennent voler la lumière, plongeant le regard dans une pénombre progressive.

«Chaque jour, c'est un peu plus de mon autonomie qui s'envole», soupire Jean, 82 ans, atteint de DMLA. «Ne plus pouvoir lire le journal, reconnaître un visage dans la rue, c'est perdre peu à peu sa place dans le monde. On devient dépendant, vulnérable, et ça, c'est dur à accepter.»

Son regard voilé semble perdu dans un horizon que lui seul peut voir, habité par les images d'hier, celles d'une vie d'avant, où le monde se donnait à voir sans retenue.

Mais au-delà de la vue et de l'ouïe, c'est parfois le goût et l'odorat qui s'émoussent, nous privant des plaisirs simples de l'existence. Les aliments deviennent fades, sans saveur, le parfum du café du matin n'est plus qu'un lointain souvenir. Un désenchantement des sens qui peut voler l'appétit, le désir, l'envie.

«Manger était ma plus grande joie, ma façon de partager de l'amour», raconte Lucie, 76 ans. «Mais maintenant, avec ces troubles du goût, c'est comme si on m'avait volé ce plaisir. Je mange par nécessité, plus par envie. Et ça, c'est une petite mort en soi.»

Sa main ridée essuie furtivement une larme au coin de son œil, perle de chagrin pour ces petits bonheurs du quotidien qui s'en vont en silence.

Mais perdre en sensation n'est pas perdre en humanité. C'est apprendre à percevoir le monde différemment, à l'apprivoiser avec de nouveaux outils. Il y a ces gestes tendres, ces mains qui se cherchent et se trouvent, palliant les mots qui se perdent dans les méandres d'une audition défaillante. Il y a ces livres audio qui viennent habiller de mots le silence des pages devenues inaccessibles. Il y a ces épices qui réveillent les papilles endormies, redonnant du pep's aux plats les plus fades.

Les techniques d'adaptation sont là, précieuses béquilles pour continuer à avancer, à interagir, à vibrer. Mais elles nécessitent un apprentissage, un accompagnement. Une main tendue pour guider les pas hésitants vers de nouveaux repères, de nouveaux codes.

Cette main, c'est celle de l'orthophoniste qui réapprend les sons perdus, de l'opticien qui ajuste la luminosité, de l'ergothérapeute qui repense l'espace pour le rendre plus sûr, plus confortable. C'est celle de l'aidant, qui devient les yeux, les oreilles, la voix de l'autre, dans une danse d'empathie et de bienveillance.

Mais cette main, c'est aussi et surtout celle de la personne âgée elle-même, qui doit réapprendre à se faire confiance, à s'écouter, à puiser dans ses ressources intérieures. Car s'adapter à ces changements sensoriels, c'est aussi une question de résilience, d'acceptation.

Accepter que notre corps change, que nos perceptions se modifient, c'est faire le deuil d'une partie de nous-mêmes, pour mieux renaître à une nouvelle façon d'être au monde. C'est réaliser que même fragile, même imparfaite, la vie mérite d'être vécue pleinement, intensément.

Car ces troubles sensoriels, s'ils peuvent nous isoler, nous fragiliser, sont aussi une invitation à redécouvrir le monde avec un nouveau regard, de nouvelles sensations. À s'émerveiller d'un rayon de soleil qui réchauffe la peau, d'une main qui se glisse tendrement dans la nôtre, d'un «je t'aime» murmuré au creux de l'oreille.

Ils nous rappellent que la beauté de l'existence ne tient pas seulement à l'acuité de nos sens, mais à la profondeur de notre présence, de notre engagement dans chaque instant. Que même dans le silence, même dans la pénombre, il y a mille et une façons de vibrer, de partager, d'aimer.

Alors oui, les troubles sensoriels sont une épreuve, un défi lancé à notre vieillesse. Mais ils sont aussi une chance, une opportunité de réinventer notre rapport au monde, aux autres, à nous-mêmes. D'être pleinement présents à ce qui est, dans la joie comme dans la peine.

«Avec l'âge, on réalise que le plus important, ce n'est pas ce qu'on voit ou ce qu'on entend, mais ce qu'on ressent au plus profond de soi», confie Alice, 85 ans, malvoyante. «La chaleur d'un sourire, la douceur d'une étreinte, c'est ça la vraie beauté de la vie. Et ça, aucune défaillance sensorielle ne pourra jamais nous l'enlever.»

LES TROUBLES DE LA
MARCHE ET LES CHUTES

Mettre un pied devant l'autre, enchaîner les pas dans une danse fluide et coordonnée, maintenir son équilibre malgré les obstacles et les imprévus du chemin. La marche, cet acte si banal, si automatique, qui soudain se transforme en véritable défi lorsque l'âge vient jouer les trouble-fêtes.

Les années passant, notre corps, autrefois si agile et réactif, semble peu à peu nous jouer des tours. Les muscles s'affaiblissent, les articulations se raidissent, les réflexes s'émoussent. Un cocktail périlleusement propice aux troubles de la marche et aux chutes, ces ennemis silencieux qui guettent les seniors au tournant.

Penchons-nous d'abord sur les mécanismes de ces troubles, véritables grains de sable dans les rouages bien huilés de notre motricité. Tout commence souvent par une perte de masse et de force musculaire, phénomène naturel lié au vieillis-

sement, mais qui peut s'accentuer avec la sédentarité et les carences nutritionnelles. Les muscles
des jambes, véritables piliers de notre mobilité,
deviennent alors moins toniques, moins réactifs,
altérant la qualité de la marche et l'équilibre.

À cela s'ajoutent parfois des troubles de la pro-
prioception, ce «sixième sens» qui nous permet de
percevoir la position de notre corps dans l'espace,
même les yeux fermés. Avec l'âge, cette sensibilité
peut s'altérer, rendant les mouvements moins
précis, les ajustements posturaux plus hésitants. Un
véritable jeu de funambule où le moindre faux pas
peut avoir des conséquences dramatiques.

Car si la chute est souvent banalisée, vue comme
un incident sans gravité, elle est en réalité tout sauf
anodine chez les seniors. Les chiffres sont là, impla-
cables : chaque année en France, près d'une personne âgée sur trois fait une chute. Un accident qui,
au-delà des blessures physiques immédiates, peut
enclencher une véritable spirale du déclin.

Fracture du col du fémur, traumatisme crânien,
hématomes cérébraux... Les conséquences d'une
chute peuvent être dévastatrices, entraînant douleurs, perte d'autonomie, voire décès prématuré.
Mais c'est parfois la peur de tomber à nouveau qui
est la plus invalidante, instillant un sentiment d'in-
sécurité, une perte de confiance en ses capacités.
Une anxiété qui pousse à restreindre ses activités,
ses sorties, dans un cercle vicieux de décondition-
nement physique et de repli sur soi.

Face à ce fléau silencieux, la prévention est plus

que jamais un maître-mot. Et celle-ci passe avant tout par le maintien d'une activité physique régulière, véritable élixir de jouvence pour nos muscles et nos articulations. Marche, natation, vélo d'appartement, gymnastique douce... Les possibilités sont multiples, à adapter selon ses goûts et ses capacités. L'essentiel est de bouger chaque jour, même quelques minutes, pour entretenir sa force, sa souplesse, son équilibre.

Cette activité physique doit s'accompagner d'une alimentation équilibrée, riche en protéines pour nourrir les muscles, en calcium et en vitamine D pour solidifier les os. Terminé le grignotage et les repas sautés qui font le lit de la dénutrition et de la sarcopénie. Place à des repas complets et savoureux, des collations saines pour maintenir une masse musculaire optimale.

Mais la prévention des chutes passe aussi par un environnement sécurisé et adapté. Tapis qui glissent, fils électriques qui traînent, mauvais éclairage... Autant de pièges domestiques à identifier et à éliminer. Pensez à installer des barres d'appui dans la douche et les toilettes, à dégager les passages, à bien éclairer les pièces. De petits aménagements qui peuvent faire toute la différence.

N'oublions pas non plus l'importance d'une bonne santé visuelle et auditive, véritables alliées de l'équilibre. Un contrôle régulier chez l'ophtalmologiste et l'audioprothésiste s'impose, pour corriger d'éventuels troubles et optimiser ses capacités sensorielles. Des lunettes adaptées, un appareil auditif bien réglé peuvent réduire significativement le risque de chute.

Enfin, si certains médicaments sont nécessaires au bien-être et à la santé, d'autres peuvent être de véritables «fauteurs de troubles» pour l'équilibre. Somnifères, antidépresseurs, diurétiques... Autant de traitements dont les effets secondaires (somnolence, baisse de vigilance, hypotension...) peuvent favoriser les chutes. Un réajustement thérapeutique avec son médecin peut s'avérer salutaire.

La prévention des troubles de la marche et des chutes est l'affaire de tous : seniors, proches, soignants. C'est une démarche globale, qui exige de la constance, de la motivation, parfois des sacrifices. Mais c'est un investissement qui en vaut la peine, car c'est celui de notre autonomie, de notre liberté de mouvement.

Alors oui, vieillir peut faire peur, surtout quand notre corps semble nous trahir et nous jouer des tours. Mais n'oublions pas que nous avons en nous toutes les ressources pour apprivoiser ces changements, pour rester debout et continuer à avancer, envers et contre tout.

Chaque pas est une victoire, chaque promenade un pied de nez au temps qui passe. Alors continuons à mettre un pied devant l'autre, avec confiance et détermination. Car la vie, c'est comme la marche : c'est une succession de petits pas, parfois hésitants, parfois assurés, mais qui nous mènent toujours plus loin, toujours plus haut.

LA DÉNUTRITION ET
LA FRAGILITÉ

Vieillir, c'est voir son corps se transformer, parfois de façon insidieuse. Un processus naturel, certes, mais qui peut prendre un tour préoccupant lorsque la perte de poids devient significative et que la vitalité décline. C'est là qu'entrent en scène deux phénomènes souvent méconnus, mais cruciaux à repérer et à prendre en charge : la dénutrition et la fragilité.

Mais que recouvrent exactement ces termes ? La dénutrition est un état pathologique résultant d'un déséquilibre entre les apports et les besoins de l'organisme en énergie et en nutriments. Concrètement, c'est quand vous ne mangez pas assez, ou pas assez équilibré, pour subvenir aux besoins de votre corps. Cela se manifeste par une perte de poids involontaire, une fonte musculaire, une fatigue accrue, une baisse des défenses immunitaires.

La fragilité, quant à elle, est un syndrome gériatrique qui se définit par une diminution des réserves physiologiques et une moindre résistance aux agressions extérieures. En clair, si vous êtes fragile, votre corps aura plus de mal à «encaisser» un stress, que ce soit une infection, une opération, ou même un changement de traitement. Vous serez plus à risque de chutes, d'hospitalisation, de perte d'autonomie.

Mais comment savoir si vous êtes concerné ? Prenons un cas concret. Imaginons que vous êtes un homme de 78 ans, vivant seul depuis le décès de votre épouse. Vous consultez votre médecin pour une fatigue persistante et des difficultés à effectuer vos tâches quotidiennes, comme faire vos courses ou préparer vos repas. En discutant avec vous, votre médecin apprend que vous avez perdu l'appétit et plusieurs kilos ces derniers mois, sans vraiment vous en rendre compte.

L'examen clinique confirme ses soupçons : vous avez maigri, votre masse musculaire a diminué, votre peau est sèche et terne. Des signes qui évoquent une dénutrition. Des analyses sanguines viendront confirmer le diagnostic, montrant des carences en protéines, en vitamines, en minéraux.

Mais votre médecin ne s'arrête pas là. Il évalue également votre fragilité, en se basant sur des critères précis : votre vitesse de marche, votre force de préhension, votre niveau d'activité physique, votre état de fatigue. Les résultats sont sans appel : vous êtes en situation de fragilité, avec un risque accru de déclin fonctionnel et de complications.

Ce cas illustre bien l'importance d'un dépistage précoce de la dénutrition et de la fragilité. Car ces états, s'ils ne sont pas pris en charge, peuvent avoir un impact majeur sur votre santé, votre qualité de vie, votre autonomie. Pourtant, il est fréquent de les banaliser, de les mettre sur le compte du grand âge. «C'est normal de perdre un peu de poids à nos âges», «On n'a plus la forme d'avant, c'est comme ça»... Autant de petites phrases qui reflètent notre tendance à minimiser, voire à nier les signes de déclin.

Mais ne nous y trompons pas : il y a une différence entre les effets normaux du vieillissement et des états pathologiques comme la dénutrition et la fragilité. Ignorer ces signaux d'alarme, c'est prendre le risque de laisser s'installer des complications potentiellement graves, comme des chutes à répétition, des infections sévères, une dégradation de l'état général.

Alors comment agir concrètement si vous vous reconnaissez dans ce tableau ? La première étape, cruciale, est d'en parler à votre médecin. N'hésitez pas à mentionner toute perte de poids inexpliquée, toute modification de votre appétit ou de vos capacités physiques. C'est lui qui pourra faire un bilan complet, poser un diagnostic, et mettre en place une prise en charge adaptée.

Cette prise en charge, justement, en quoi consiste-t-elle ? Elle est multidimensionnelle et personnalisée, visant à corriger les carences nutritionnelles, préserver la masse et la force musculaires, mais aussi à agir sur les facteurs de risque de fragilité.

Sur le plan nutritionnel, l'objectif est de vous assurer des apports suffisants en énergie et en nutriments. Cela peut passer par un enrichissement de votre alimentation (ajout de poudre de protéines, de crème dans les plats), des compléments nutritionnels oraux, voire une nutrition artificielle (par sonde ou perfusion) dans les cas les plus sévères. L'idée est de combler les déficits, de relancer la «machine métabolique».

Mais manger ne suffit pas, il faut aussi bouger ! L'activité physique est un pilier de la prise en charge de la fragilité. L'objectif est de préserver votre capital musculaire et osseux, améliorer votre équilibre et votre endurance. Cela passe par des exercices de renforcement musculaire, des séances de marche, de la gymnastique douce. Votre médecin, ou un kinésithérapeute, pourra vous guider vers les activités les plus adaptées à votre condition.

Un autre volet essentiel est l'adaptation de votre environnement. Il s'agit de repérer et corriger les facteurs de risque de chute à votre domicile : tapis mal fixés, mauvais éclairage, absence de barres d'appui... De petits aménagements qui peuvent faire une grande différence pour votre sécurité et votre autonomie.

Votre médecin vérifiera aussi vos traitements médicamenteux. Certains médicaments peuvent en effet avoir des effets secondaires délétères chez les personnes fragiles (somnolence, troubles de l'équilibre...), augmentant le risque de chute et de dénutrition. Un réajustement des doses ou des molécules peut s'avérer nécessaire.

Enfin, il est crucial de lutter contre l'isolement social et la dépression, fréquemment associés à la dénutrition et la fragilité. Maintenir des liens sociaux, des activités qui donnent du sens, une stimulation intellectuelle est essentiel pour préserver votre moral et votre envie de prendre soin de vous. Des aides à domicile, l'accueil de jour, les activités associatives peuvent être des solutions pour rompre la solitude et maintenir une vie sociale.

Vous l'aurez compris, face à la dénutrition et la fragilité, une prise en charge globale et coordonnée est nécessaire. Cela implique souvent une collaboration entre votre médecin traitant, des spécialistes (gériatre, diététicien...), mais aussi des professionnels paramédicaux (kinésithérapeute, ergothérapeute, infirmière...). L'objectif commun est de vous aider à regagner vos capacités, préserver votre autonomie et votre qualité de vie.

Bien sûr, ce parcours peut sembler long et difficile. Changer ses habitudes alimentaires, se remettre à l'activité physique quand on est affaibli, adapter son environnement... Tout cela demande des efforts, de la persévérance. Il peut y avoir des moments de découragement, des tentations de baisser les bras.

C'est là que votre entourage, vos soignants, ont

un rôle crucial de soutien et de motivation. Ils sont là pour vous encourager, valoriser vos progrès, vous aider à surmonter les obstacles. N'hésitez pas à vous appuyer sur eux, à exprimer vos difficultés et vos besoins.

Car la route peut être longue, mais chaque pas compte. Chaque repas équilibré, chaque séance d'exercice, chaque aménagement de votre domicile est une victoire sur la dénutrition et la fragilité. Une façon de reprendre le contrôle sur votre santé, de regagner en vitalité et en autonomie.

Alors oui, la dénutrition et la fragilité sont des défis majeurs du vieillissement. Mais des défis qu'il est possible de relever, pas à pas, avec l'aide de votre entourage et de vos soignants. En étant à l'écoute de votre corps, en osant demander de l'aide, en vous engageant dans une prise en charge active, vous pouvez freiner le déclin et préserver votre qualité de vie.

C'est un chemin exigeant, qui demande de la lucidité et du courage. Mais un chemin qui en vaut la peine, pour continuer à profiter de ces années de vie que vous avez devant vous. Alors n'attendez pas que la dénutrition et la fragilité s'installent : agissez dès les premiers signaux, entourez-vous, et gardez confiance en votre capacité à rebondir. Votre santé et votre bien-être en dépendent.

Les astuces naturelles des centenaires autonomes

LES EFFETS IATROGÈNES
DES MÉDICAMENTS

Les médicaments, ces alliés incontournables de notre santé, peuvent parfois se révéler de véritables ennemis, surtout quand l'âge avance. Derrière ce paradoxe se cache un phénomène trop souvent méconnu, aux conséquences pourtant potentiellement dévastatrices : la iatrogénie médicamenteuse.

Mais qu'entend-on exactement par là ? La iatrogénie médicamenteuse désigne les effets néfastes, indésirables, voire dangereux, provoqués par la prise de médicaments. En clair, c'est quand les remèdes censés vous soigner finissent par vous rendre plus malade. Une situation d'autant plus fréquente et préoccupante chez les personnes âgées, du fait de la multiplication des traitements et des changements physiologiques liés à l'âge.

Les chiffres sont éloquents : on estime que 20% des hospitalisations chez les plus de 75 ans sont liées à un effet indésirable médicamenteux. Chaque année en France, ce sont près de 130 000 personnes âgées qui sont hospitalisées suite à un accident iatrogénique. Des chutes, des confusions, des hémorragies digestives, des insuffisances rénales... La liste des complications possibles est longue et parfois lourde de conséquences.

Mais comment en arrive-t-on là ? Plusieurs facteurs se conjuguent. D'abord, il y a la polymédication, c'est-à-dire la prise simultanée de nombreux médicaments. Une situation banale chez les seniors, qui cumulent souvent plusieurs pathologies chroniques. En moyenne, une personne de plus de 75 ans prend 5 médicaments différents par jour. Mais ce chiffre peut grimper jusqu'à 10, voire 15 dans certains cas !

Or, plus on multiplie les traitements, plus on augmente le risque d'interactions médicamenteuses néfastes. Car les médicaments peuvent interagir entre eux, s'annuler, s'amplifier, provoquant des effets inattendus et potentiellement dangereux. Un véritable casse-tête pour les médecins, qui doivent jongler avec ces interactions complexes.

À cela s'ajoutent les modifications pharmacocinétiques et pharmacodynamiques liées à l'âge. En clair, le corps d'une personne âgée ne réagit pas de la même façon aux médicaments que celui d'un adulte jeune. Les reins et le foie, qui éliminent les médicaments, fonctionnent moins bien. La proportion de graisse corporelle augmente, modifiant la distribution des molécules dans l'organisme. La sensibilité de certains organes, comme le cerveau, s'accroît. Autant de facteurs qui peuvent conduire à une accumulation des médicaments dans le corps, à des effets plus marqués, plus prolongés, voire inédits.

Face à cette complexité, les erreurs sont fréquentes et parfois lourdes de conséquences. La première, et peut-être la plus dramatique, est la prescription inappropriée. Combien de traitements sont initiés sans réévaluation de leur pertinence, de leur rapport bénéfice-risque ? Combien de médicaments prescrits pour soulager un symptôme finissent par en provoquer d'autres, entraînant une cascade de prescriptions ? C'est le terrible engrenage de la iatrogénie, où chaque traitement en appelle un autre pour corriger ses effets indésirables.

Autre écueil fréquent : le mésusage des médicaments. Que ce soit par incompréhension des consignes, oubli, automédication... Il est estimé que 50 % des personnes âgées ne prennent pas correctement leurs traitements. Avec parfois des conséquences tragiques, comme ces surdosages en anticoagulants responsables d'hémorragies cérébrales, ces confusions induites par des psychotropes mal dosés ou encore ces chutes favorisées par des somnifères trop puissants.

Mais il serait trop facile, et surtout injuste, de faire porter la responsabilité de la iatrogénie aux seuls patients. Les professionnels de santé ont eux aussi leur part de responsabilité. Prescription réflexe, renouvellements automatiques, manque de réévaluation... Trop de traitements sont initiés ou poursuivis par routine, sans réelle réflexion sur leur bien-fondé.

Il est urgent de changer ces pratiques, de repenser notre rapport aux médicaments dans le grand âge. Cela passe d'abord par une prise de conscience, à tous les niveaux, des risques de la polymédication et de la iatrogénie. Patients, médecins, pharmaciens, aidants... Tous doivent être sensibilisés à ces enjeux, apprendre à repérer les signaux d'alerte, à questionner la pertinence des traitements.

Car oui, il est possible d'agir, à votre échelle, pour réduire le risque iatrogénique. La première étape, cruciale, est de faire le point régulièrement avec votre médecin sur vos traitements. Au moins une fois par an, prenez le temps de passer en revue chacun de vos médicaments. Questionnez leur indication, leur posologie, leur durée. N'hésitez pas à demander si certains peuvent être arrêtés, diminués, remplacés par des alternatives non médicamenteuses.

Cet exercice de réévaluation régulière est essentiel, car le rapport bénéfice-risque d'un traitement évolue avec le temps, l'état de santé, les priorités de chacun. Ce qui était pertinent à 70 ans peut ne plus l'être à 85. Ce qui était supportable avec deux traitements peut ne plus l'être avec dix. Il est crucial d'adapter en permanence sa pharmacie à sa situation singulière.

Autre conseil fondamental : soyez acteur de vos traitements. Assurez-vous de bien comprendre l'indication, la posologie, les modalités de prise de chaque médicament. En cas de doute, de difficulté, n'hésitez pas à solliciter votre médecin ou votre pharmacien. Ils sont là pour vous expliquer, vous guider, vous rassurer.

Pensez aussi à mentionner tous vos traitements à chaque professionnel de santé que vous consultez. Votre cardiologue connaît-il les médicaments prescrits par votre rhumatologue ? Votre dentiste est-il au courant de votre traitement anticoagulant ? Cette communication interprofessionnelle est clé pour prévenir les interactions, les redondances, les erreurs.

Enfin, soyez vigilant au quotidien. Toute manifestation inhabituelle, qu'il s'agisse de fatigue, de chute, de confusion, de saignement, doit vous alerter. Ne la mettez pas systématiquement sur le compte de l'âge. Parlez-en sans délai à votre médecin. C'est peut-être le signe d'un effet indésirable médicamenteux qu'il faut rapidement corriger.

Car c'est bien là l'enjeu : repérer et agir vite. Plus un effet iatrogène est identifié précocement, plus il est facile de le corriger, en ajustant les doses, en substituant un médicament, en introduisant des mesures préventives. À l'inverse, laisser s'installer une iatrogénie, c'est risquer l'engrenage des complications, des hospitalisations, du déclin fonctionnel.

Alors oui, naviguer dans l'univers complexe des médicaments au grand âge est un défi de tous les instants. Cela exige de la vigilance, de la rigueur, une communication sans faille avec les soignants. C'est un effort de chaque jour pour maintenir cet équilibre fragile entre le bénéfice attendu et le risque potentiel de chaque pilule, de chaque goutte avalée.

Mais cet effort en vaut la chandelle. Car bien utilisés, judicieusement choisis et réévalués, les médicaments restent de formidables outils pour préserver votre santé, soulager vos symptômes, améliorer votre qualité de vie. La clé, c'est d'en faire des alliés, pas des ennemis. De les apprivoiser, pas de les subir.

Alors n'hésitez pas à vous emparer de ces questions, à devenir acteur de votre pharmacie. Interpellez vos soignants, posez des questions, faites part de vos difficultés. C'est en tissant une alliance thérapeutique forte, basée sur l'écoute et la confiance, que vous pourrez tirer le meilleur de vos traitements, tout en vous prémunissant de leurs dangers.

La iatrogénie n'est pas une fatalité, mais un défi à relever, main dans la main avec vos médecins. Un défi qui exige de la lucidité sur les risques, mais aussi de la confiance dans les immenses progrès thérapeutiques de notre temps. Alors relevez vos manches, ouvrez grand vos oreilles et votre pilulier. La partie ne fait que commencer, et elle promet d'être passionnante si vous en êtes le principal acteur.

L'ACTIVITÉ PHYSIQUE, PILIER DE LA PRÉVENTION

Bouger, se dépenser, transpirer... À l'heure où le corps commence à fatiguer, où les articulations grincent et où le souffle se fait plus court, la tentation est grande de se laisser aller à la sédentarité, de troquer ses baskets pour la télécommande. Pourtant, aussi contre-intuitif que cela puisse paraître, c'est précisément à ce moment que l'activité physique devrait occuper une place de choix dans votre routine.

Car les preuves scientifiques sont là, incontestables : l'exercice régulier est un véritable élixir de jouvence pour le corps et l'esprit des seniors. Une panacée accessible à tous, sans ordonnance ni effet secondaire. Un remède miracle ? Non, juste une évidence physiologique que les études ne cessent de confirmer.

Prenons le cas de Jean, 72 ans, qui a récemment intégré un programme d'activité physique adapté à son âge. Lui qui peinait à monter les escaliers sans s'essouffler a vu sa capacité respiratoire s'améliorer de façon spectaculaire en quelques semaines. Ses muscles, renforcés par des exercices de résistance ciblés, lui permettent désormais de porter ses courses sans difficulté. Son équilibre, travaillé par des séances de tai-chi, est plus stable que jamais, réduisant son risque de chute. Jean se sent plus énergique, plus confiant dans son corps. Il a même arrêté ses somnifères, lui qui retrouve désormais un sommeil profond et réparateur après chaque séance.

Le secret de cette transformation ? Une stimulation physiologique globale induite par l'exercice régulier. Chaque mouvement, chaque contraction musculaire déclenche une cascade de réactions bénéfiques dans l'organisme. Le cœur, muscle essentiel, se renforce et devient plus efficace, pompant le sang avec plus de vigueur. Les artères, plus sollicitées, conservent leur élasticité, prévenant l'hypertension et les accidents cardiovasculaires.

Les poumons, mis à contribution, gagnent en volume et en efficacité, oxygénant mieux les tissus. Les muscles, régulièrement contraints, se développent et conservent leur masse, prévenant la sarcopénie et la perte de force. Les os, stimulés par les impacts et les tractions, se densifient, luttant contre l'ostéoporose. Les articulations, mobilisées dans leur amplitude, restent souples et lubrifiées, retardant l'arthrose.

Mais les bénéfices de l'exercice ne s'arrêtent pas là. De récentes études ont montré son impact spectaculaire sur le cerveau et les fonctions cognitives. L'activité physique stimule la neurogenèse, c'est-à-dire la création de nouveaux neurones, même à un âge avancé. Elle favorise la plasticité cérébrale, cette capacité du cerveau à se remodeler et à s'adapter. Résultat : une meilleure mémoire, une attention plus soutenue, un risque réduit de démence et de maladie d'Alzheimer.

Et que dire des effets sur le moral et la qualité de vie ? L'exercice est un formidable antidépresseur naturel, stimulant la sécrétion d'endorphines, ces hormones du bien-être. Il réduit le stress et l'anxiété, favorise l'estime de soi et le sentiment d'efficacité personnelle. Autant de bénéfices psychologiques précieux à un âge où la dépression guette, où le sentiment d'utilité peut s'émousser.

Mais attention, pour profiter de tous ces bienfaits, encore faut-il pratiquer une activité physique adaptée à son âge et à sa condition. Pas question de se lancer sans avis médical dans un marathon ou une séance de musculation intensive. L'excès et le forçage sont les ennemis du bien vieillir. L'objectif est d'être régulier, progressif et à l'écoute de son corps.

Concrètement, cela signifie viser au moins 30 minutes d'activité modérée par jour, 5 jours par semaine. Une intensité modérée, c'est quand vous ressentez un effort réel, que votre respiration s'accélère, mais que vous pouvez encore parler sans être trop essoufflé. Marche rapide, natation, vélo d'appartement, aquagym... Les possibilités sont multiples, à adapter selon vos goûts et vos capacités.

Idéalement, ce travail d'endurance doit se coupler avec des exercices de renforcement musculaire au moins deux fois par semaine. Des mouvements de résistance, avec des poids légers ou le poids du corps, ciblant les principaux groupes musculaires : bras, épaules, torse, dos, abdominaux, cuisses, mollets. Là encore, la clé est la régularité et la progressivité, en augmentant doucement les charges et les répétitions.

N'oubliez pas non plus les exercices d'équilibre et de souplesse, essentiels pour prévenir les chutes et maintenir la mobilité articulaire. Tai-chi, yoga, Pilates, gymnastique douce... Autant de disciplines qui allient conscience corporelle, travail respiratoire et étirements, dans un esprit de relaxation et de bien-être.

Et si vous manquez de motivation, n'hésitez pas à vous faire accompagner. De nombreux programmes d'activité physique adaptée aux seniors se développent, encadrés par des professionnels formés. Séances collectives ou individuelles, en salle ou en extérieur, avec ou sans matériel... Il existe une formule pour chaque profil, chaque niveau. L'important est de trouver celle qui vous convient, qui vous donne envie de persévérer.

Car le plus grand frein à l'activité physique n'est souvent pas le corps, mais le mental. «À mon âge, c'est trop tard», «Je n'ai jamais été sportif», «J'ai peur de me faire mal»... Autant de croyances limitantes qui empêchent de se lancer. Pourtant, il n'y a pas d'âge pour commencer à bouger, pas de profil type pour profiter des bienfaits de l'exercice. Quel que soit votre passé sportif, votre état de santé actuel, vous avez tout à gagner à devenir plus actif.

Bien sûr, cela demande un effort, une dose de volonté. Chausser ses baskets quand le canapé vous tend les bras, enchaîner les mouvements quand les courbatures pointent, persévérer quand les progrès se font attendre... L'activité physique est aussi une école de la patience et de la détermination.

Mais c'est justement dans cet effort que réside sa valeur. Chaque séance est une victoire sur la passivité, sur la résignation. Chaque goutte de sueur est un pied de nez au déclin, un acte de résistance face au temps qui passe. En bougeant, vous reprenez le contrôle sur votre corps, vous devenez acteur de votre santé.

Alors n'attendez plus pour vous mettre en mouvement. Parlez-en à votre médecin, renseignez-vous sur les programmes près de chez vous, équipez-vous en chaussures confortables. Et lancez-vous, à votre rythme, sans vous mettre la pression. L'important n'est pas la performance, mais la régularité et le plaisir.

Car bouger, c'est avant tout se faire du bien, physiquement et mentalement. C'est se reconnecter avec son corps, ses sensations, ses capacités. C'est se prouver chaque jour qu'on est vivant, qu'on a encore de belles années devant soi.

L'activité physique n'est pas une obligation, mais un choix. Celui d'investir dans sa santé, son autonomie, sa qualité de vie. Celui de prendre soin de soi, tout simplement. Alors, prêt à relever le défi ? Votre corps vous dira merci, à chaque foulée, à chaque étirement. Et vous serez fier de lui, de sa force et de sa résilience. C'est ça, le vrai pouvoir de l'exercice : vous réconcilier avec vous-même, pour mieux avancer, malgré les années. Alors, en avant !

NUTRITION : ALLIER
PLAISIR ET SANTÉ

Manger, ce plaisir simple et quotidien, peut vite se transformer en casse-tête quand les années passent. Entre les conseils contradictoires, les régimes à la mode et les petits soucis de santé qui s'accumulent, difficile de savoir comment composer ses menus. Pourtant, bien manger reste l'un des piliers du bien vieillir, au même titre que l'activité physique. Pas question donc de se laisser déboussoler ! Avec quelques principes simples et de bons réflexes, il est tout à fait possible d'allier gourmandise et vitalité dans son assiette.

Commençons par dresser le portrait-robot du menu idéal senior. En vedette, les fruits et légumes, stars incontestées de notre alimentation. Crus, cuits, en salade, en soupe, en compote... Peu importe la forme, l'essentiel est d'en consommer au moins 5 portions par jour. Pourquoi ? Pour faire le plein de vitamines, de minéraux et d'antioxydants, ces précieux alliés qui protègent nos cellules du vieillissement. Sans oublier les fibres, essentielles pour une digestion en douceur et un transit sans accroc.

Côté protéines, misez sur la variété. Viandes maigres, poissons gras, œufs, légumineuses... Alternez les sources pour couvrir vos besoins en acides aminés essentiels, ces briques qui préservent votre masse musculaire. Pensez aussi aux produits laitiers, meilleurs amis de vos os grâce à leur richesse en calcium. Yaourts, fromage blanc, fromages peu salés... À chaque repas leur place, en quantités adaptées.

N'ayez pas peur des matières grasses, elles sont indispensables au bon fonctionnement de votre organisme. Privilégiez les insaturées, comme l'huile d'olive, de colza ou de noix, qui protègent votre cœur et vos artères. Limitez par contre les saturées, cachées dans le beurre, la crème, les pâtisseries et les produits transformés. Utilisées avec parcimonie, elles ne font pas de mal, mais l'excès nuit !

Enfin, place aux féculents, carburants de nos cellules. Pain, pâtes, riz, pommes de terre... Ils vous apportent l'énergie dont vous avez besoin au quotidien, sans faire flamber votre glycémie. Optez pour les versions complètes, plus riches en fibres et en nutriments. Et adaptez les portions à votre appétit et à votre activité physique.

Vous l'aurez compris, l'assiette idéale senior ressemble à un arc-en-ciel, avec des couleurs et des textures variées. Chaque famille d'aliments y a sa place, dans un subtil équilibre. Mais n'oublions pas un ingrédient essentiel : le plaisir ! Car manger doit rester un moment de délice, de partage et de convivialité.

D'ailleurs, parlons-en de cette convivialité. Trop souvent négligée, elle est pourtant un élément clé d'une alimentation réussie. Manger seul devant sa télé, c'est le meilleur moyen de perdre l'appétit et de sauter des repas. À l'inverse, partager un bon plat avec ses proches, c'est stimuler ses papilles et sa bonne humeur. Alors n'hésitez pas à inviter vos amis, votre famille, à organiser des repas partagés. Même un simple pique-nique au parc peut devenir un moment de fête !

Mais attention aux pièges qui guettent les seniors gastronomes. À commencer par le grignotage intempestif. Une petite douceur par-ci, un apéro prolongé par-là... Sans s'en rendre compte, on avale des calories superflues qui peuvent déséquilibrer son alimentation. Soyez vigilant avec ces grignotages qui n'apportent pas grand-chose, à part quelques kilos en trop. Préférez les en-cas sains comme un fruit, une poignée de fruits secs ou un yaourt si vous avez un petit creux.

Autre erreur fréquente : le sel. Ami des papilles mais ennemi des artères, il a tendance à être surconsommé, souvent sans le savoir. Plats préparés, charcuteries, fromages... Autant d'aliments qui en contiennent des quantités parfois astronomiques. Pour ne pas dépasser les 5 g recommandés par jour, préférez le «fait maison», en dosant vous-même votre sel. Et n'hésitez pas à le remplacer par des épices, des herbes aromatiques, des condiments comme le citron ou la moutarde, qui relèvent les saveurs sans faire grimper la tension.

Enfin, méfiez-vous des régimes miracles et autres injonctions alimentaires qui fleurissent dans les médias. «Mangez ceci, évitez cela, jeûnez tant d'heures»... Ces conseils radicaux sont rarement adaptés aux besoins spécifiques des seniors, et peuvent même être dangereux. Le meilleur régime, c'est celui que l'on suit avec plaisir, sans se priver ni culpabiliser.

Pour vous aider à adopter ces bons réflexes, rien ne vaut quelques recettes simples et savoureuses. Que diriez-vous d'un joli plat de lasagnes végétariennes, avec une belle salade verte ? Ou d'un savoureux pavé de saumon au four, accompagné d'une poêlée de légumes ? Et pourquoi pas un crumble aux pommes, avec un yaourt grecque pour le dessert ? Autant de petits plats qui allient équilibre et gourmandise, faciles à réaliser même si on n'est pas un grand chef.

L'idée, c'est de se faire plaisir en cuisinant, sans se prendre la tête. D'oser les nouvelles saveurs, les associations originales. De tester de nouveaux aliments bons pour la santé, comme les graines germées, le tofu, les algues. Votre créativité et votre curiosité sont vos meilleurs alliés pour ne pas tomber dans la routine alimentaire.

Bien sûr, changer ses habitudes ne se fait pas du jour au lendemain. Il faut du temps, de la patience, et parfois un peu d'accompagnement. N'hésitez pas à en parler à votre médecin, qui pourra vous orienter vers un diététicien si besoin. Ce professionnel de la nutrition vous aidera à faire le point sur vos habitudes, à identifier les points d'amélioration, et à trouver des solutions pratiques adaptées à vos goûts et à votre mode de vie.

Il pourra aussi vous guider si vous avez des besoins spécifiques liés à une maladie chronique. Diabète, cholestérol, hypertension... Autant de situations qui nécessitent une vigilance accrue et des ajustements alimentaires. Mais même avec quelques contraintes, il est toujours possible de se régaler en mangeant équilibré.

Car n'oublions pas que la nourriture est avant tout un plaisir, une source de réconfort et de partage. Prendre soin de son assiette, c'est prendre soin de soi, de son corps et de son moral. C'est se faire du bien, tout simplement.

Alors à vos fourneaux, et bon appétit ! Que votre cuisine soit un espace de créativité, de découverte et de convivialité. Osez les saveurs, variez les couleurs, savourez chaque bouchée. Et surtout, prenez le temps de déguster, de mâcher, d'apprécier. Mangez en pleine conscience, avec tous vos sens en éveil.

C'est ça, le secret d'une alimentation réussie : écouter son corps, respecter ses besoins, et se faire plaisir sans culpabilité. Un équilibre subtil entre santé et gourmandise, à cultiver jour après jour, repas après repas. Avec, en prime, la satisfaction de prendre soin de soi et de sa vitalité.

STIMULER SES FONCTIONS
COGNITIVES

Garder un esprit vif et alerte, c'est le défi que nous lance notre cerveau à mesure que les années passent. Oublis à répétition, difficultés à se concentrer, lenteur dans les raisonnements... Autant de petits signes qui peuvent faire craindre le pire, et nous faire douter de nos capacités mentales. Pourtant, il est possible d'entretenir et même d'améliorer ses performances cognitives, quel que soit son âge. À condition d'adopter les bons réflexes et de s'entraîner régulièrement, avec les techniques les plus efficaces et les plus ludiques.

Parmi ces techniques, les jeux de mémoire ont la cote. Exit les listes de courses à retenir par cœur, place aux exercices amusants et stimulants pour muscler ses neurones. Le jeu du «Memory», par exemple, est un excellent moyen de travailler sa mémoire visuelle. Le principe est simple : retourner des paires de cartes identiques parmi un ensemble de cartes retournées. Plus on trouve de paires, plus on marque de points. Un jeu addictif et efficace pour renforcer sa capacité à mémoriser et à se souvenir.

Autre tendance du moment : les casse-têtes et les énigmes logiques. Sudoku, mots croisés, puzzle 3D... Autant de défis cérébraux qui font fureur chez les seniors avides de stimulation intellectuelle. Et pour cause : ces jeux sollicitent de nombreuses fonctions cognitives comme l'attention, la concentration, le raisonnement, la résolution de problèmes. En s'y adonnant régulièrement, on entretient sa vivacité d'esprit et on prévient le déclin cognitif.

Mais la stimulation cognitive ne se limite pas aux jeux de société. Elle passe aussi par l'apprentissage et la découverte. Apprendre une nouvelle langue, s'initier à la musique, se lancer dans le théâtre... Voilà des activités passionnantes qui boostent la plasticité cérébrale, c'est-à-dire la capacité du cerveau à se remodeler et à créer de nouvelles connexions neuronales. Plus on apprend, plus notre cerveau reste jeune et performant.

C'est ce qu'a bien compris Madeleine, 71 ans, qui s'est mise à l'espagnol il y a deux ans : «J'avais peur de ne pas y arriver, de ne plus avoir la mémoire aussi facile qu'avant. Mais en fait, c'est tout le contraire ! Plus j'apprends, plus je me sens stimulée intellectuellement. J'ai l'impression de progresser de jour en jour, et ça me donne une pêche d'enfer !» Un témoignage inspirant, qui montre qu'il n'y a pas d'âge pour acquérir de nouvelles compétences.

Dans le même esprit, la lecture et l'écriture sont des alliées précieuses pour entretenir ses facultés cognitives. Lire régulièrement, que ce soit des romans, des essais ou des magazines, c'est stimuler sa mémoire, enrichir son vocabulaire, développer son imagination. Écrire, que ce soit un journal intime, des poèmes ou des lettres à ses proches, c'est travailler son expression, clarifier sa pensée, exercer sa créativité. Des activités à la fois agréables et bénéfiques pour le cerveau.

Autre piste à explorer : les ateliers mémoire. De plus en plus populaires, ces séances collectives proposent une série d'exercices ludiques pour stimuler les différentes fonctions cognitives : mémoire, attention, langage, raisonnement... Le tout dans une ambiance conviviale et détendue, propice aux échanges et à la bonne humeur. De quoi allier l'utile à l'agréable, et progresser sans s'en rendre compte.

Mais attention, pour que ces techniques portent leurs fruits, encore faut-il les pratiquer avec régularité et persévérance. Car le cerveau est comme un muscle : c'est en l'exerçant qu'on le maintient en forme. Pas question donc de se contenter d'une séance de temps en temps, en dilettante. Pour des résultats probants, il faut s'astreindre à un véritable entraînement cérébral, aussi rigoureux qu'un entraînement physique.

Concrètement, cela signifie se fixer un programme d'exercices quotidiens, à raison de 30 à 45 minutes par jour. Au menu : des jeux de mémoire, des casse-têtes logiques, des exercices de langage, de calcul mental, de concentration... L'idée est de varier les plaisirs pour solliciter un maximum de fonctions cognitives, et d'augmenter progressivement la difficulté pour toujours repousser ses limites.

Un exemple de programme type pourrait être le suivant :

Lundi : 30 minutes de Sudoku, suivies de 15 minutes d'apprentissage d'une nouvelle langue sur une application mobile.

Mardi : 45 minutes d'atelier mémoire en groupe, avec des exercices variés et ludiques.

Mercredi : 30 minutes de mots croisés, suivies de 15 minutes de lecture d'un essai sur un sujet qui vous passionne.

Jeudi : 45 minutes de jeu vidéo stimulant (type puzzle game ou jeu de stratégie), pour travailler la coordination œil-main et la résolution de problèmes.

Vendredi : 30 minutes d'écriture libre (journal, poème, nouvelle...), suivies de 15 minutes de mémorisation d'une liste de courses ou d'un itinéraire.

Samedi : activité libre au choix (théâtre, musique, peinture...), pour laisser libre cours à sa créativité.

Dimanche : repos cognitif, mais maintien d'une activité physique douce pour oxygéner le cerveau.

Bien sûr, ce programme n'est qu'un exemple parmi d'autres, à adapter selon ses préférences et ses disponibilités. L'essentiel est de trouver un rythme et des activités qui vous conviennent, et de s'y tenir dans la durée. Car les progrès ne se feront pas sentir du jour au lendemain, il faut de la patience et de la régularité.

Mais les efforts en valent la chandelle. Ceux qui ont sauté le pas et se sont lancés dans une stimulation cognitive active en témoignent : «Depuis que je me suis mise aux casse-têtes et aux ateliers mémoire, j'ai l'impression de retrouver une vivacité d'esprit que je croyais perdue. Je me souviens mieux des noms, des rendez-vous, je trouve mes mots plus facilement. Et surtout, je me sens plus sûre de moi, plus combative face aux aléas du vieillissement», confie Thérèse, 78 ans.

Un constat que partagent de nombreux seniors engagés dans une démarche de stimulation cognitive. Car au-delà des bénéfices purement intellectuels, c'est toute la confiance en soi et l'estime de soi qui se trouvent renforcées. En repoussant ses limites, en relevant des défis, on se prouve qu'on est encore capable d'apprendre, de progresser, de se dépasser. Une satisfaction inestimable, qui rejaillit sur toute la vie quotidienne.

Alors, prêt à relever le défi d'un cerveau au top de sa forme ? Il est temps de passer à l'action, et de se lancer dans un véritable «cross-training» cérébral. Jeux, énigmes, apprentissages... Les occasions de se stimuler ne manquent pas, il suffit de franchir le pas. Avec, à la clé, la promesse d'un esprit plus vif, plus agile, plus performant.

Mais attention, la stimulation cognitive ne fait pas de miracle. Elle ne peut à elle seule prévenir ou guérir les maladies neurodégénératives comme Alzheimer. Mais elle peut contribuer à retarder leur apparition, ou à en atténuer les symptômes. C'est un outil parmi d'autres, à intégrer dans une hygiène de vie globale faite d'exercice physique, d'alimentation équilibrée, de liens sociaux et de gestion du stress.

Alors, à vos marques, prêt, jouez ! Que votre cerveau devienne votre terrain de jeu favori, votre partenaire de défis quotidiens. Osez sortir de votre zone de confort, explorer de nouveaux horizons, relever des challenges intellectuels. Votre esprit vous en sera reconnaissant, et vous prouvera qu'il a encore de belles années devant lui.

Les astuces naturelles des centenaires autonomes

CULTIVER SON RÉSEAU SOCIAL

Entretenir ses amitiés, tisser de nouveaux liens, s'ouvrir aux autres... Voilà des résolutions qui peuvent sembler anodines, presque secondaires face aux défis du vieillissement. Pourtant, cultiver son réseau social est un élément clé du bien vieillir, au même titre qu'une bonne alimentation ou une activité physique régulière. Car les relations humaines ne sont pas qu'une question de plaisir ou de divertissement : elles ont un impact direct sur notre santé physique et mentale.

De nombreuses études scientifiques l'ont démontré : les interactions sociales ont des effets physiologiques puissants sur notre organisme. Discuter, rire, partager des activités avec ses proches stimule la production d'hormones du bien-être comme la sérotonine et l'ocytocine. Ces substances agissent comme de véritables antidépresseurs naturels, réduisant le stress et l'anxiété. Elles renforcent aussi notre système immunitaire, nous rendant plus résistants aux infections et aux maladies.

À l'inverse, la solitude et l'isolement social sont des facteurs de risque pour de nombreux troubles de santé. Les personnes isolées sont plus susceptibles de développer des maladies cardiovasculaires, des troubles cognitifs, des problèmes de sommeil ou encore une dépression. Un constat alarmant, quand on sait qu'avec l'avancée en âge, le risque de se retrouver seul augmente, en raison des départs en retraite, des deuils, des problèmes de mobilité...

Face à ce défi, certains seniors ont su faire preuve d'inventivité pour maintenir et enrichir leur vie sociale. C'est le cas de Paul, 80 ans, qui a créé un club de marche dans son village : «Après le décès de ma femme, je me suis retrouvé très seul. Mes enfants habitent loin, mes anciens collègues étaient occupés... Plutôt que de me morfondre, j'ai décidé de lancer un appel dans le journal local pour trouver des compagnons de marche. Quelle surprise de voir l'enthousiasme suscité ! Depuis, nous nous retrouvons deux fois par semaine pour arpenter les sentiers, discuter, prendre un café. C'est devenu mon oxygène, mon remède anti-morosité.»

Une belle initiative, qui montre qu'il est possible de rebondir après un bouleversement de vie, et de construire de nouveaux liens au grand âge. Mais Paul n'est pas un cas isolé. Partout en France, fleurissent des initiatives originales pour favoriser le lien social des aînés : cafés des seniors, réseaux

d'échanges de savoirs, colocations intergénération-
nelles, ateliers créatifs... Autant de façons de se ren-
contrer, de partager, de tisser des liens.

Mais au-delà de ces initiatives collectives, c'est
aussi à chacun d'entre nous de cultiver son réseau
social au quotidien. Cela passe par de petits gestes
simples, à la portée de tous : appeler régulièrement
ses proches, inviter ses voisins pour un café, s'ins-
crire à un cours ou à un atelier, participer aux évé-
nements de son quartier... L'idée est de saisir toutes
les occasions de créer du lien, de s'ouvrir à de
nouvelles rencontres.

Bien sûr, ce n'est pas toujours facile, surtout
quand on a pris l'habitude de vivre seul, ou qu'on
a du mal à aller vers les autres. La timidité, la peur
du jugement, le sentiment de ne plus rien avoir à
apporter... Autant de freins psychologiques qui
peuvent nous retenir. Mais il est important de les
dépasser, de se faire violence parfois, pour ne pas se
laisser gagner par la solitude.

Car au fond, s'ouvrir aux autres, c'est aussi une
façon de s'ouvrir à soi-même, de se confronter à
sa propre vulnérabilité. En allant vers l'autre, avec
ses doutes et ses fragilités, on apprend à s'accepter,
à se faire confiance. On découvre qu'on a encore
des choses à partager, à recevoir, à apprendre.
Une révélation parfois déstabilisante, mais tellement enrichissante.

C'est tout le sens de l'altérité, cette capacité à
reconnaître et à accueillir l'autre dans sa différence.
Une notion philosophique qui prend tout son sens

avec l'avancée en âge, quand le corps et l'esprit changent, quand les repères s'effritent. Accepter l'autre dans sa singularité, c'est aussi apprendre à s'accepter soi-même, avec ses rides et ses failles. C'est comprendre que la valeur d'un être ne se mesure pas à sa jeunesse ou à sa performance, mais à sa capacité à tisser des liens authentiques.

Alors, comment faire concrètement pour cultiver son réseau social quand on est senior ?

Voici quelques pistes à explorer :

1. Faites le point sur vos relations existantes : famille, amis, voisins, anciens collègues... Qui sont les personnes avec lesquelles vous aimez passer du temps ? Avec lesquelles vous vous sentez en confiance ? N'hésitez pas à les recontacter, à leur proposer des activités, des moments de partage.

2. Explorez les opportunités de rencontres dans votre quartier, votre ville : associations, clubs seniors, universités du temps libre, bénévolat... Il existe de multiples structures qui proposent des activités variées, adaptées aux goûts et aux capacités de chacun. Osez franchir le pas, même si c'est intimidant au début.

3. Initiez vous-même des projets, des rencontres : un atelier lecture à domicile, un groupe de tricot entre voisines, des cours de cuisine entre amis...

Vous avez sûrement des passions, des savoirs à partager. Lancez-vous, et vous serez surpris de voir l'enthousiasme suscité !

4. Apprivoisez les outils numériques pour garder le contact : réseaux sociaux, applications de visioconférence, messageries... Loin de remplacer les interactions réelles, ils peuvent être de formidables compléments pour maintenir le lien, notamment avec les proches éloignés.

5. Acceptez les invitations, les opportunités qui se présentent, même si elles vous sortent de votre zone de confort. Un café avec une nouvelle connaissance, une sortie proposée par votre club de lecture... Dites oui à la nouveauté, à l'imprévu. C'est comme ça que naissent les belles rencontres.

6. Soyez à l'écoute de vos besoins, de vos limites. Cultivez les relations qui vous font du bien, qui vous stimulent. Mais ne vous forcez pas à maintenir des liens toxiques ou épuisants. L'important est la qualité des échanges, pas la quantité.

7. Prenez soin de votre apparence, de votre forme. Habillez-vous avec des vêtements dans lesquels vous vous sentez bien, accordez-vous des moments de détente, de bien-être. Car pour aller vers les autres avec confiance, il faut d'abord être bien avec soi-même.

En appliquant ces conseils pas à pas, vous serez étonné de voir votre réseau social s'enrichir et se diversifier. Des amitiés nouvelles se tissent, des liens anciens se renforcent. Votre agenda se remplit de rendez-vous, de projets stimulants. Vous vous sentez plus entouré, plus vivant aussi.

Mais surtout, en cultivant votre réseau social, vous prenez soin de votre santé globale. Vous renforcez vos défenses immunitaires, vous prévenez les troubles de l'humeur, vous stimulez vos fonctions cognitives. Les interactions sociales agissent comme un véritable bouclier contre les effets néfastes du vieillissement.

Alors n'attendez plus pour faire de votre vie sociale une priorité. Osez les rencontres, les échanges, les projets partagés. À chaque nouveau lien tissé, c'est votre bien-être et votre vitalité que vous renforcez. Un investissement précieux, qui vous aidera à traverser les années avec sérénité et résilience.

ADAPTER SON
ENVIRONNEMENT

Vivre chez soi le plus longtemps possible, c'est le souhait légitime de la plupart des seniors. Mais avec l'avancée en âge, le domicile peut devenir un véritable parcours du combattant : marches d'escalier trop raides, baignoire glissante, éclairage insuffisant... Autant d'obstacles qui peuvent compromettre la sécurité et l'autonomie. Pour y remédier, il est essentiel d'adapter son habitat, en s'appuyant sur les dernières innovations en matière d'aides techniques et de domotique.

Commençons par les aménagements de base, à la portée de tous. Le plus souvent, quelques ajustements simples suffisent à sécuriser le logement et à faciliter les gestes du quotidien. Pensez par exemple à installer des barres d'appui dans la douche et près des toilettes, pour prévenir les chutes. Optez pour un sol antidérapant dans la salle de bain, et supprimez les tapis qui peuvent provoquer des glissades. Dans la cuisine, privilégiez un plan de travail ajustable en hauteur, pour éviter d'avoir à se pencher ou à se hisser. Et dans toutes les pièces, veillez à un éclairage suffisant et homogène, en multipliant les sources lumineuses.

Mais au-delà de ces aménagements classiques, il existe aujourd'hui une multitude d'aides techniques innovantes pour faciliter la vie à domicile. Les progrès de la domotique et des objets connectés ouvrent des perspectives inédites pour sécuriser le logement et soulager les tâches du quotidien.

Imaginez par exemple des capteurs de mouvements qui allument automatiquement la lumière quand vous entrez dans une pièce, et la coupe quand il n'y a plus de présence détectée. Fini le risque de trébucher dans le noir, ou d'oublier une lampe allumée ! De même, vous pouvez installer des détecteurs de fumée ou de gaz connectés, qui vous alertent sur votre smartphone en cas d'anomalie, où que vous soyez. Une sécurité supplémentaire, en plus d'être rassurante pour vos proches.

Dans la même logique, les systèmes de téléassistance ont connu de grandes avancées ces dernières années. Les classiques médaillons d'alerte sont désormais remplacés par des montres ou des bracelets connectés, capables de détecter une chute ou une anomalie de rythme cardiaque. En cas de problème, ils contactent automatiquement une plateforme d'assistance, qui peut géolocaliser la personne et envoyer des secours si nécessaire. Une véritable avancée pour les seniors isolés, ou à risque de malaise.

Mais la domotique ne se limite pas à la sécurité. Elle peut aussi être un précieux allié pour économiser ses efforts et préserver son énergie au quotidien. Vous avez du mal à vous baisser pour ouvrir ou fermer vos volets ? Optez pour des volets roulants motorisés, que vous pourrez actionner d'une simple pression sur une télécommande. Vous oubliez parfois d'éteindre la plaque de cuisson ou le fer à repasser ? Investissez dans des appareils électroménagers intelligents, qui s'arrêtent automatiquement après un certain temps d'utilisation.

Et si vous souffrez de troubles de la mémoire ou de l'orientation, sachez qu'il existe des solutions spécifiquement conçues pour vous faciliter la vie. C'est le cas de ces réfrigérateurs équipés d'un écran tactile, qui vous rappellent la date de péremption des aliments et vous suggèrent des recettes en fonction de leur contenu. Ou encore de ces miroirs connectés, qui vous affichent votre agenda du jour, la météo et vos rendez-vous importants dès que vous passez devant.

Bien sûr, toutes ces technologies peuvent paraître déroutantes de prime abord, surtout quand on n'est pas familier des outils numériques. Mais de plus en plus de fabricants proposent des interfaces simplifiées et intuitives, spécialement pensées pour les seniors. Des notices claires, des boutons bien identifiés, des fonctions essentielles... Tout est fait pour que vous puissiez vous approprier ces outils sans stress ni difficulté.

N'hésitez pas à vous faire conseiller par un ergothérapeute, ce professionnel spécialisé dans l'adaptation du domicile. Après avoir évalué vos besoins et vos capacités, il pourra vous guider vers les équipements les plus pertinents pour votre situation. Il vous montrera aussi comment les utiliser au mieux, pour en tirer tous les bénéfices au quotidien.

Car c'est bien là l'objectif de toutes ces aides techniques et domotiques : vous permettre de vivre chez vous en toute sécurité et en toute autonomie. De continuer à faire vos choix, à mener vos activités, à recevoir vos proches, sans que votre logement ne devienne une contrainte ou un danger. D'être acteur de votre quotidien, tout simplement.

C'est tout le sens de la démarche d'adaptation du domicile : faire de votre chez-vous un allié de votre autonomie, et non un obstacle. Un lieu de vie confortable et sécurisant, qui s'ajuste à vos besoins évolutifs. Un cocon sur mesure, qui vous permet de vieillir sereinement, selon vos aspirations.

Certains d'entre vous s'interrogent peut-être sur le coût de ces aménagements, qui peuvent sembler inaccessibles de prime abord. Mais sachez qu'il existe de nombreuses aides financières pour vous accompagner dans cette démarche. L'Agence nationale de l'habitat (Anah), les caisses de retraite, les mutuelles... Autant d'organismes qui proposent des subventions, des prêts à taux zéro ou des avantages fiscaux pour alléger la facture. Votre ergothérapeute ou votre mairie pourront vous renseigner sur les dispositifs dont vous pouvez bénéficier.

Et si votre logement nécessite des travaux plus lourds, comme l'installation d'un monte-escalier ou la création d'une douche à l'italienne, pensez à vous projeter sur le long terme. Certes, l'investissement peut paraître important sur le moment. Mais c'est un choix qui vous permettra de rester chez vous de nombreuses années, en toute sérénité. Un choix qui n'a pas de prix, comparé au coût humain et financier d'un placement en institution.

Mais au-delà des aspects pratiques et financiers, adapter son domicile, c'est aussi une démarche profondément existentielle. C'est affirmer sa volonté de rester maître de sa vie, envers et contre tout. De continuer à habiter pleinement son espace, son intimité. De se sentir chez soi jusqu'au bout, dans un environnement familier et rassurant.

C'est cette philosophie qui a guidé Jeanne, 83 ans, quand elle a fait le choix d'aménager son appartement : «Je sais que mes enfants s'inquiètent pour moi, qu'ils ont peur que je tombe ou que je me blesse. Mais pour moi, rester vivre ici, c'est vital. C'est ici que j'ai tous mes souvenirs, mes habitudes. C'est ici que je me sens vivante, malgré les difficultés. Alors quand mon ergothérapeute m'a proposé d'adapter mon logement, j'ai dit oui tout de suite. Parce que c'était le moyen de concilier mon désir d'autonomie et la tranquillité d'esprit de mes proches.»

Un témoignage fort, qui rappelle que l'adaptation du domicile n'est pas qu'une affaire de technique ou de confort. C'est un acte d'autodétermination, une façon de reprendre le contrôle sur son existence. De se réapproprier son chez-soi, pour en faire le terrain de son épanouissement et de sa liberté.

Alors n'attendez plus pour sauter le pas, et engagez-vous dans cette démarche. Parlez-en à votre entourage, à votre médecin, aux professionnels compétents. Évaluez les aménagements qui pourraient vous faciliter la vie, les technologies qui pourraient vous sécuriser. Choisissez celles qui vous correspondent, celles avec lesquelles vous vous sentez à l'aise.

Et surtout, gardez à l'esprit que votre logement est votre allié, votre partenaire dans cette aventure du bien vieillir. Avec quelques ajustements astucieux, il peut devenir le compagnon idéal de votre autonomie, le gardien bienveillant de votre sérénité. Un lieu où il fait bon vivre, à tout âge et en toute circonstance.

Alors, prêt à relever le défi d'un chez-soi 100% adapté à vos besoins ? C'est le moment de retrousser vos manches, et de faire de votre nid douillet le premier terrain de votre indépendance retrouvée. Votre domicile vous dit déjà merci !

Les astuces naturelles des centenaires autonomes

CONCLUSION

Au terme de ce voyage au cœur du vieillissement et de ses défis, une évidence s'impose : bien vieillir n'est pas qu'une question de chance ou de gènes. C'est un art de vivre, une démarche volontaire et engagée, qui se cultive au quotidien. Chaque choix que nous faisons, chaque habitude que nous adoptons, est un pas de plus vers une vieillesse réussie ou un pas de trop vers la dépendance.

Tout au long de ces pages, nous avons exploré les multiples facettes de cet art du bien vieillir. Nous avons vu comment préserver sa santé cardiovasculaire en adoptant une hygiène de vie équilibrée, comment entretenir sa mobilité en pratiquant une activité physique régulière, comment nourrir son cerveau en le stimulant intellectuellement. Nous avons aussi évoqué l'importance d'un environnement adapté et sécurisant, ainsi que le rôle crucial du lien social dans le maintien de l'autonomie.

Autant de pistes concrètes et accessibles, qui démontrent qu'il n'est jamais trop tard pour devenir acteur de son vieillissement. Quel que soit votre âge, votre état de santé ou votre parcours de vie, vous avez le pouvoir d'influencer le cours de votre avancée en âge. En adoptant les bons réflexes, en vous entourant des bons interlocuteurs, vous pouvez prévenir ou retarder la survenue de la dépendance.

Bien sûr, ce chemin vers le bien vieillir n'est pas sans embûches. Il y aura des jours de découragement, des moments de doute où l'envie de baisser les bras vous guettera. La tentation du fatalisme, de la résignation face aux assauts du temps, est parfois grande. Mais gardez à l'esprit que chaque effort compte, chaque petite victoire est une récompense qui vous rapproche de votre objectif.

Vieillir en bonne santé, ce n'est pas seulement ajouter des années à la vie. C'est surtout ajouter de la vie aux années, en préservant le plus longtemps possible son autonomie, sa dignité et sa joie de vivre. C'est pouvoir continuer à faire ses propres choix, à mener les activités qui nous tiennent à cœur, à partager des moments précieux avec ceux qu'on aime. C'est rester maître de son destin, jusqu'au bout du chemin.

Alors, quel que soit votre point de départ, osez sauter le pas et engagez-vous sur la voie du bien vieillir. Commencez par de petits changements dans votre routine, puis augmentez progressivement la difficulté. Fixez-vous des objectifs réalistes et atteignables, et célébrez chaque étape franchie. Appuyez-vous sur les ressources à votre disposition, qu'il s'agisse de professionnels de santé, d'associations spécialisées ou de proches bienveillants.

Et surtout, n'oubliez pas que vous n'êtes pas seul dans cette aventure. Des millions de personnes, ici et ailleurs, font face aux mêmes défis que vous. Partager vos expériences, vos doutes et vos victoires avec d'autres peut être une formidable source de motivation et de réconfort. Ensemble, il est toujours plus facile d'avancer et de surmonter les obstacles.

Alors, prêt à relever le défi d'une vieillesse active et épanouie ? N'attendez plus pour agir, chaque jour compte. Comme le disait si justement Sénèque : «Ce n'est pas parce que les choses sont difficiles que nous n'osons pas, c'est parce que nous n'osons pas qu'elles sont difficiles.» Alors osez, tentez, persévérez. Votre futur vous-même vous en sera infiniment reconnaissant.

Printed in France by Amazon
Brétigny-sur-Orge, FR

20963639R00068